D1287693

Date: 6/28/17

SP 581.634 ROW
Rowlands, Camila,
La moringa :el árbol milagroso /

PALM BEACH COUNTY
LIBRARY SYSTEM
3650 SUMMIT BLVD.
WEST PALM BEACH, FL 33406

La Moringa

El árbol milagroso

Si este libro le ha interesado y desea que lo mantengamos
informado de nuestras publicaciones, puede escribirnos a
comunicacion@editorialsirio.com,
o bien suscribirse a nuestro boletín de novedades en:
www.editorialsirio.com

La información contenida en este libro se basa en las investigaciones y experiencias personales y profesionales del autor y no debe utilizarse como sustituto de una consulta médica. Cualquier intento de diagnóstico o tratamiento deberá realizarse bajo la dirección de un profesional de la salud.

La editorial no aboga por el uso de ningún protocolo de salud en particular, pero cree que la información contenida en este libro debe estar a disposición del público. La editorial y el autor no se hacen responsables de cualquier reacción adversa o consecuencia producidas como resultado de la puesta en práctica de las sugerencias, fórmulas o procedimientos expuestos en este libro. En caso de que el lector tenga alguna pregunta relacionada con la idoneidad de alguno de los procedimientos o tratamientos mencionados, tanto el autor como la editorial recomiendan encarecidamente consultar con un profesional de la salud.

Diseño de portada: Editorial Sirio, S.A.

© de la presente edición
EDITORIAL SIRIO, S.A.

EDITORIAL SIRIO, S.A.	NIRVANA LIBROS S.A. DE C.V.	DISTRIBUCIONES DEL FUTURO
C/ Rosa de los Vientos, 64	Camino a Minas, 501	Paseo Colón 221, piso 6
Pol. Ind. El Viso	Bodega nº 8,	C1063ACC
29006-Málaga	Col. Lomas de Becerra	Buenos Aires
España	Del.: Alvaro Obregón	(Argentina)
	México D.F., 01280	

www.editorialsirio.com
sirio@editorialsirio.com

I.S.B.N.: 978-84-16579-33-4
Depósito Legal: MA-764-2016

Impreso en Imagraf Impresores, S. A.
c/ Nabucco, 14 D - Pol. Alameda
29006 - Málaga

Impreso en España

Puedes seguirnos en Facebook, Twitter, YouTube e Instagram.

Cualquier forma de reproducción, distribución, comunicación pública o transformación de esta obra solo puede ser realizada con la autorización de sus titulares, salvo excepción prevista por la ley. Diríjase a CEDRO (Centro Español de Derechos Reprográficos, www.cedro.org) si necesita fotocopiar o escanear algún fragmento de esta obra.

Camila Rowlands

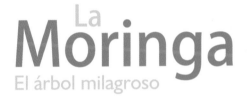

La
Moringa
El árbol milagroso

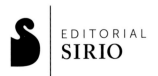

EDITORIAL
SIRIO

Mientras que el hombre siga buscando la sanación de las enfermedades y dolencias en las sustancias químicas, las plantas seguirán gritando hasta que sean escuchadas.

JOAN SISA

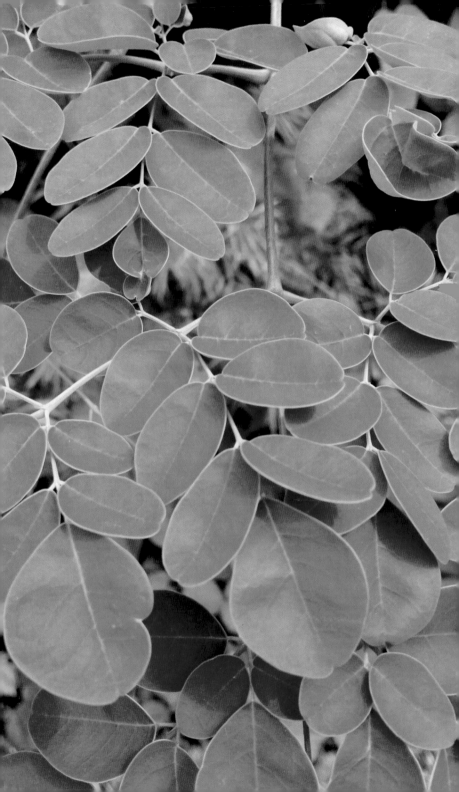

INTRODUCCIÓN

E l árbol, como elemento mágico y sagrado, ha sido venera-
do en todas las culturas y en todos los tiempos. Cuando los
seres humanos vivía en simbiosis absoluta con la naturaleza, el
árbol vivo les regalaba sus frutos y su sombra, y el árbol muerto
o herido les entregaba su madera para que se calentaran y se
armaran. Nuestros ancestros no tardarían en interpretar esa
generosidad como algo divino y el árbol pasó a ser para ellos
el nexo entre el mundo de los dioses y su mundo humano.

La atávica simbología del árbol casi siempre tiene que ver
con la vida, o más bien con la no muerte. Aparece en muchas
mitologías como portador de inmortalidad, como la planta
que puede aportar la vida eterna. Nuestros antepasados agra-
decían su presencia y lo consideraban una encarnación del
principio vital, de la regeneración a través del ciclo estacional
de los de hoja caduca y de la longevidad a causa de la fortaleza
casi inmortal de los coníferos.

En nuestro mundo moderno el culto a los árboles prácticamente ha desaparecido. Sin embargo, los símbolos quedan

en la cultura y en el inconsciente colectivo, y el interés cada vez más evidente y esperanzador por conservar los bosques es quizás una extensión natural de la ancestral veneración. Al sacro bosque de entonces lo llamamos hoy «reserva de la biosfera». No es de extrañar que en el punto de inflexión en el que nos encontramos como especie, una especie que ha acumulado errores que tanto han costado a la Madre Tierra y a las otras especies, estén floreciendo vínculos entre los antiguos sistemas de valores y las prácticas modernas. Y no solo eso: la medicina ha emprendido un llamativo regreso a casa, un viaje de vuelta al maravilloso dispensario verde. Y no hablo exclusivamente de la medicina alternativa: la oficial también comienza a abrir la mente y lo que antes era patrimonio de sanadores y tribus ahora es objeto de estudio en prestigiosas universidades.

El árbol que protagoniza las páginas que siguen es un árbol «milagroso», y no me refiero solo a que sus propiedades favorecen el bienestar y la salud, sino a que está literalmente salvando vidas: para el tercer mundo y para los países en vías de desarrollo, la moringa es el auténtico y genuino Árbol de la Vida. Este árbol de aspecto destartalado es hoy por hoy el gran azote de la malnutrición infantil y el gran purificador de las aguas malsanas que tantas vidas se han cobrado. De hecho, son cada vez más numerosos los gobiernos que implementan programas de purificación a partir de la moringa y cientos de organizaciones sin ánimo de lucro la han convertido en protagonista absoluta de sus programas de nutrición y sostenibilidad.

A menudo la siempre sabia naturaleza se muestra misteriosa en su benevolencia, y casualmente, el árbol milagroso crece de manera natural en las zonas más necesitadas del planeta, y aunque ha sido utilizado durante siglos por los habitantes de dichas tierras, tuvo que llegar otra mágica *causalidad* para que Occidente y sus medios volvieran la vista hacia el superalimento que nos proporciona. Según se cuenta, varios miembros de Médicos sin Fronteras quedaron aislados en Malawi y, debido a la total carencia de abastecimiento, alimentaron a la población con hojas de moringa. Ante los increíbles resultados de aquella medida de emergencia, decidieron llamar la atención de las comunidades médicas comprometidas con la cooperación internacional. Hoy muchos complejos hospitalarios africanos están rodeados por miles de moringas. Sus responsables se muestran tan entusiasmados por los logros obtenidos, no solo en cuanto a nutrición, también en el tratamiento de varias enfermedades, que han decidido tener en sus propios terrenos ese inagotable botiquín.

Siaka Goudiaby, administrador del hospital general de Ziguinchor (Senegal), afirmó emocionado:

> Durante un periodo de ocho meses el hospital trató con polvo de hojas de moringa a cuarenta y cinco niños con problemas de malnutrición; veinte de ellos se encontraban en estado límite. Añadiendo el polvo a su alimentación diaria, cuarenta y dos niños se recuperaron por completo. Lamentablemente, no pudimos hacer nada por tres de los más graves.

Me declaro admiradora y amiga de este árbol y en este libro os lo presento. Merece la pena conocerlo.

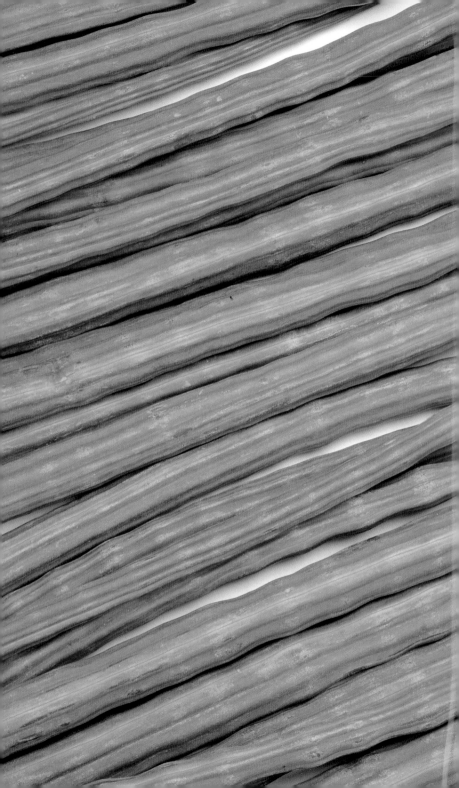

MORINGA OLEIFERA

La *Moringa oleifera* es un árbol de tamaño mediano, de muy rápido crecimiento (hasta cuatro metros en el primer año), que curiosamente puede ser tanto de hoja perenne como de hoja caduca, dependiendo del hábitat en el que crezca. Se adapta extraordinariamente bien a las zonas más difíciles del planeta, zonas muy calientes y muy secas, de una aridez inhóspita y aparentemente estéril, ya que es una especie de camello vegetal pues almacena agua en sus raíces y tallo. Es oriundo de la India, Nepal y Pakistán, pero actualmente se ha aclimatado sin dificultad en zonas alejadas de su territorio original (África, península arábiga y varios países del sureste asiático, el Caribe, América del Sur y el sur de Europa).

Suele alcanzar entre diez y doce metros y su tronco se despliega en frágiles ramas que se elevan hacia una copa poco densa cuya forma recuerda a un paraguas abierto. El follaje es ligero y las hojas, pequeñas. La corteza del tronco es gruesa y acorchada, con grietas muy marcadas. Admite muy bien las podas. Se puede utilizar como árbol de sombra, como barrera visual y auditiva, incluso como rompevientos.

EL FRUTO es verde, una vaina alargada similar a las judías, los guisantes y las habas, pero de sección triangular y suele medir entre treinta y cuarenta y cinco centímetros de largo y unos dos centímetros de ancho. Esas serían las medidas estándar, pero se han encontrado ejemplares de más de un metro. Cada vaina contiene unas veinte semillas. LAS SEMILLAS son oscuras, redondeadas y cubiertas por un tejido aliforme. Necesitan tres meses de maduración. Durante su desarrollo son verdes y se tornan parduzcas cuando maduran. Miden alrededor de un centímetro de diámetro y contienen un 40% de aceite de alta calidad, similar al aceite de oliva. Son comestibles y su composición las dota de sorprendentes propiedades. Tostadas tienen un agradable sabor, similar al de los cacahuetes.

La producción de fruta comienza a los seis u ocho meses, y durante los dos primeros años no suele ser muy abundante, pero a partir del tercero la moringa puede llegar a dar mil seiscientos frutos anuales. Las vainas se consumen maceradas en vinagre o cocinadas y tienen un gusto similar a los espárragos. LAS HOJAS, cuyo sabor recuerda al berro, se comen crudas o hervidas. Son menudas, brillantes, su olor es acre y recuerda al rábano picante. LAS RAMAS Y LOS TALLOS son muy quebradizos, lo que facilita la recolección de hojas.

LAS FLORES son de color blanco-crema, con estambres amarillos y un diámetro de aproximadamente dos centímetros y medio.

UN POCO DE HISTORIA

En el *Sushruta-Samhita*, texto sánscrito atribuido a uno de los fundadores de la medicina ayurvédica y que fue escrito hacia el siglo III de nuestra era, aparecen referencias a la *Moringa oleifera*. Se puede deducir que los hindúes ya conocían las propiedades de su aceite y lo utilizaban con fines medicinales desde mucho antes, desde tiempos ancestrales.

También hay evidencias de que los egipcios la conocían y la valoraban. Aparece en antiguos textos tan emblemáticos como *El libro egipcio de los muertos* y *El libro de las horas*. Extraían el aceite de las semillas y lo utilizaban para purificar el agua, proteger la piel, y elaborar perfumes y ungüentos para la momificación. Las deidades estaban íntimamente asociadas a la naturaleza y sus ciclos. Así, Osiris era llamado «el que vive en su árbol moringa», aunque hay egiptólogos que asocian el árbol con otros dioses, como Ptah y Thoth («Yo soy aquel que está provisto bajo las flores, el-morador-en-el-moringa es mi nombre», *Libro egipcio de los muertos*).

Curiosamente, muchas de las plantas que en la actualidad empiezan a ser consideradas «oficialmente» como superalimentos protagonizan misteriosos pasajes de la Biblia («Y a cada lado del río estaba el árbol de la vida, que produce doce clases de fruto, dando su fruto cada mes; y las hojas del árbol eran para la sanación de las naciones», Revelaciones 22, 2; «Y junto al río, en la ribera, a uno y otro lado, crecerá toda clase de árboles frutales; sus hojas nunca caerán, ni faltará su fruto. A su tiempo madurará, porque sus aguas salen del santuario; y su fruto será para comer, y su hoja para medicina», Ezequiel 47, 12. La moringa no podía ser menos y muchos historiadores consideran más que probable que las siguientes palabras del libro del Éxodo (15, 22-27) se refieran a ella:

Moisés hizo partir a Israel del mar Rojo, y salieron hacia el desierto de Shur; anduvieron tres días en el desierto y no encontraron agua. Cuando llegaron a Mara no pudieron beber las aguas de Mara porque eran amargas; por tanto, al lugar le pusieron el nombre de Mara. Y murmuró el pueblo contra Moisés, diciendo: «¿Qué beberemos?». Entonces él clamó al Señor, y el Señor le mostró un árbol; y él lo echó en las aguas, y las aguas se volvieron dulces.

Todo parece indicar que la moringa llegó a América desde Filipinas, donde aún hoy el árbol es tremendamente popular, cuando los españoles enlazaron ambos territorios comercialmente, utilizando el emblemático *Galeón de Manila* (también conocido como la *Nao de la China*); hay documentación de envíos que incluían moringa en varias expediciones del siglo XVIII. En el XIX, emprendería el viaje inverso y desde las plantaciones de moringa del Caribe saldría aceite hacia Europa, que ignoró sus propiedades medicinales y la utilizó en perfumería y como lubricante para maquinaria.

En cuanto a EUROPA, al margen de lo ya comentado sobre el intercambio con las colonias, algunos historiadores identifican como *Moringa oleifera* el árbol mencionado y descrito en varios textos de la cultura íbero-islámica y no descartan su cultivo en determinados lugares de AL-ÁNDALUS.

La moringa, pues, ha acompañado a algunas culturas durante miles de años, y entre sus gentes los poderes curativos de este árbol milagroso han pasado de generación en generación como parte fundamental de la medicina casera. Sin embargo, se puede decir que el interés de la ciencia y del mundo «civilizado» es bastante reciente. En realidad sorprende que durante años la difusión de los increíbles resultados que ha obtenido su implementación en países con problemas de malnutrición y hambrunas haya sido tan escasa. En mi opinión el auge vertiginoso que está viviendo en estos momentos, sobre todo en América, se debe, por un lado, a la hemorragia informativa que vivimos desde la aparición de las redes sociales —con la profusión de vídeos virales y los artículos que vuelan a la velocidad de la luz sin necesidad de plataformas oficiales— y por otro, a lo que yo llamo «el despertar del consumidor», un cambio casi paradigmático que apunta hacia una alimentación consciente, tanto orgánica como espiritual, y en la que el alimento cumple no solo una función nutritiva sino, sobre todo, una función vibratoria.

Los estudios científicos se multiplican, e incluso la Organización Mundial de la Salud tiene programas destinados a promover el uso de la moringa en el tratamiento de niños y mujeres embarazadas o en proceso de lactancia. Y el Instituto Nacional de la Salud de Estados Unidos la nombró en 2008 «planta del año».

El auge en América es espectacular. Han convergido los factores que ya he mencionado y, quizás, la campaña en su favor que han lanzado algunos líderes, hablando en primera persona de los increíbles resultados obtenidos (ver el caso de Fidel Castro y su extraordinaria «*mala* salud de hierro». El viejo comandante se ha convertido en el adalid de su consumo y de su cultivo y llegó a afirmar, con la vehemencia que lo caracteriza, desde una de sus plataformas oficiales: «Ya están las condiciones creadas para el cultivo masivo de moringa, árbol milagroso, que es fuente inagotable de carne, huevo y leche»).

El interés por la moringa en Hispanoamérica no es solo medicinal o nutricional, en Panamá, por ejemplo, un grupo de científicos de la Facultad de Ciencias Agropecuarias de la Universidad de Chiriquí trabaja en un superproyecto para producir biocombustibles, con la *Moringa oleifera* como la alternativa estrella. También es cada vez más evidente su papel estelar tanto en programas para el desarrollo gubernamentales, fomentados por las autoridades de los países en vías de desarrollo, como en los implementados por ONG y organizaciones internacionales, como Naciones Unidas, UNESCO o FAO. Hay numerosos ejemplos dignos de mención, entre los que citaré algunos:

- La *Bethesda International Eye Foundation* está utilizando la moringa en el país de Malawi para combatir la ceguera infantil.

- La organización *Trees for Life*, involucrada en el cultivo de moringa en países en vías de desarrollo desde 1984, está instituyendo programas de cultivo en la India para facilitar el autoabastecimiento y la inclusión de frutos y hojas en la dieta diaria de los habitantes de las zonas más pobres.

- La asociación Árboles para el Futuro plantó moringa de modo exhaustivo con el objetivo de solventar el grave problema de desabastecimiento y hambre en Haití tras el devastador terremoto de 2010, cuando muchos de los haitianos que vivían en Puerto Príncipe tuvieron que replegarse hacia zonas rurales que no tenían capacidad para sostener a tanta población. El objetivo a corto plazo era cubrir necesidades nutricionales básicas, pero a medio y largo plazo la organización se plantea enseñar y motivar a los haitianos para que ellos mismos se conviertan en productores.

- La asociación *Tree Aid*, que reivindica el papel fundamental de los árboles en la paliación de hambrunas y en la supervivencia de comunidades golpeadas por la sequía o por los desastres naturales, considera a la *Moringa oleifera* el árbol-milagro ideal para las emergencias, debido a su rápido crecimiento y su resistencia.

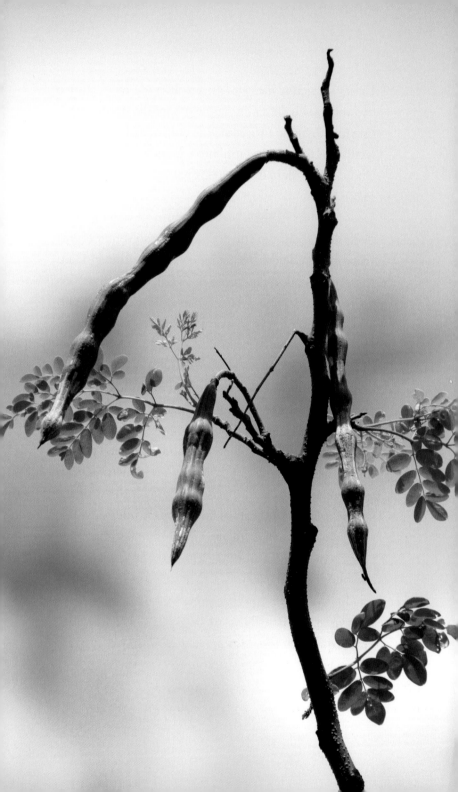

PROPIEDADES

A pesar del escepticismo, o si se prefiere, cautela, de la comunidad científica ante los llamados superalimentos, lo cierto es que en este caso las evidencias son tan claras que a los expertos no les ha quedado más remedio que admitir sin titubeos lo que el uso popular estaba demostrando. La moringa es una de las plantas medicinales más poderosas del planeta, un auténtico árbol milagroso. Tengo que admitir, a pesar de mi experiencia personal como consumidora de moringa y de lo que he ido —y me han ido— descubriendo en este apasionante viaje que precisamente comenzó por mi asombro ante los resultados, que los datos a veces se han exagerado, o se han lanzado sin los necesarios matices, en aras de la publicidad o debido al entusiasmo. Pero hay algo innegable: incluye todos los nutrientes que el cuerpo humano necesita para sobrevivir, el contenido de sus hojas es en un altísimo porcentaje pura proteína y tiene más calcio que la leche de vaca, más vitamina A que la zanahoria, más vitamina C que las naranjas, más hierro que las espinacas, más potasio que los plátanos y más magnesio que las lechugas. Con un alto contenido en vitaminas y minerales no es de extrañar, por tanto, que quienes aportan sus testimonios hablen de energía, defensas altas, piel sana y de excelente aspecto, tensión arterial regulada, fin de las migrañas, dolor de articulaciones aplacado... Como dijo Hipócrates: «El cuerpo se cura a sí mismo, siendo el médico tan solo un ayudante de la naturaleza».

Will McClatchey, profesor de botánica en la Universidad de Hawái y experto en la moringa, es una de las voces protagonistas del impecable documental que a este árbol ha dedicado el prestigioso Discovery Channel, afirma sin dudar, y basándose en su propia experiencia de campo, que la moringa es digna de su reputación: «Sus propiedades son sorprendentes, cubre un elevadísimo porcentaje de necesidades básicas, es una auténtica multiusos». En el mismo documental, el doctor Mark Olson, profesor de Botánica en la Universidad Nacional Autónoma de México, narra cómo el dueño de una plantación le contó que la última vez que estuvo trabajando en sus terrenos, lo único que comió fue un puñado de hojas de moringa y trabajó lleno de energía durante toda la mañana.

En el año 2008 científicos especializados en biología molecular, biofísica y bioquímica de Japón, Estados Unidos y Francia realizaron un exhaustivo estudio conjunto de este árbol, y quedaron pasmados ante lo que averiguaron: la proporción de proteína más alta de todas las plantas que se han estudiado hasta ahora en la Tierra.

Lo cierto es que no están descubriendo nada nuevo: la medicina ayurvédica ya «sabía» que la moringa posee más de quinientos compuestos capaces de prevenir trescientas enfermedades. Y los análisis de los laboratorio arrojan datos asombrosos: más de noventa nutrientes, cuarenta y seis antioxidantes, treinta y seis antiinflamatorios, vitaminas, minerales y dieciocho aminoácidos (sí, dieciocho de los veinte, en una única planta).

Propiedades nutricionales, terapéuticas y profilácticas de la moringa

- Aumenta los niveles de energía de una manera natural. Y, sorprendentemente, la moringa es tan estimulante como relajante. ¿Cómo es posible que a la vez que eleva los niveles de energía provoque un efecto relajante? El secreto parece estar en su altísimo poder desintoxicante, capaz de combatir y facilitar la expulsión del material nocivo que invade nuestro organismo, aliviando la carga del sistema inmunitario, el sistema circulatorio y el sistema nervioso. De ahí esa mágica combinación de energía y serenidad que nada tiene que ver con la euforia o la hiperactividad.

- Tiene propiedades analgésicas —alivia dolores leves, como el de cabeza o el de oídos— y es especialmente eficaz en el tratamiento de aquellos provocados por la inflamación.

- Su consumo a diario estimula el sistema inmunitario. Muchos programas la prescriben para los pacientes que están afectados de sida.

- Por su contenido en vitamina B es un aliado vital del sistema nervioso, muy efectiva para la regulación de trastornos neurológicos como el insomnio, la ansiedad, etc. —incluso la epilepsia.

- En algunos países asiáticos —sobre todo en la India— la resina es utilizada para el tratamiento de las caries.
- Su alto contenido en antioxidantes la dota de excelentes propiedades antienvejecimiento.
- Es muy rica en hierro, por tanto eficacísima en el tratamiento de la anemia.
- Mejora en cantidad y calidad la leche materna. Actualmente muchos programas de lactancia consciente la incluyen y juega un papel fundamental en tratamientos de apoyo a madres gestantes o en proceso de lactancia en África (recientes estudios confirman que es ideal para las mujeres lactantes pero no recomiendan grandes cantidades a las embarazadas).
- Es extremadamente eficaz contra la diabetes debido a que equilibra los niveles de azúcar.
- Estimula el metabolismo celular.
- Productos elaborados a partir de la flor de la moringa facilitan la curación rápida de contusiones, cortes y quemaduras leves debido a sus propiedades antiinflamatorias y antisépticas.
- Tiene asombrosas propiedades antibacterianas. De hecho, actúa como un desintoxicante natural favoreciendo la eliminación y la excreción de la acumulación tóxica.
- En la India las raíces de la moringa se usan tradicionalmente para controlar los trastornos del sistema circulatorio, para estimular el apetito y para mejorar el funcionamiento del sistema digestivo.

- Actualmente se están investigando, con unos resultados prometedores, sus propiedades anticancerígenas.
- Al contener una gran cantidad de vitaminas y minerales, la moringa es extremadamente beneficiosa para la piel y el cabello.

Otros usos

Además de sus propiedades nutricionales y terapéuticas, la moringa puede resultar muy útil en otros ámbitos:

Energías renovables

- Ha cobrado relevancia en la obtención de biodiésel de gran calidad, ya que es una de las especies vegetales con mayor contenido en aceite y su cultivo es de alto rendimiento.
- Actualmente también es objeto de estudio su idoneidad como fuente energética en el campo de la bioenergía (biomasa). Especial atención le están prestando en Latinoamérica, donde se está investigando concienzudamente. La Universidad Nacional de Ingeniería de Nicaragua ha iniciado un programa con el apoyo financiero y técnico de Austria.

Agricultura y ganadería

- Algunos compuestos de hojas y semillas tienen efectos bactericidas y plaguicidas, por lo que se están utilizando para proteger a otras especies.

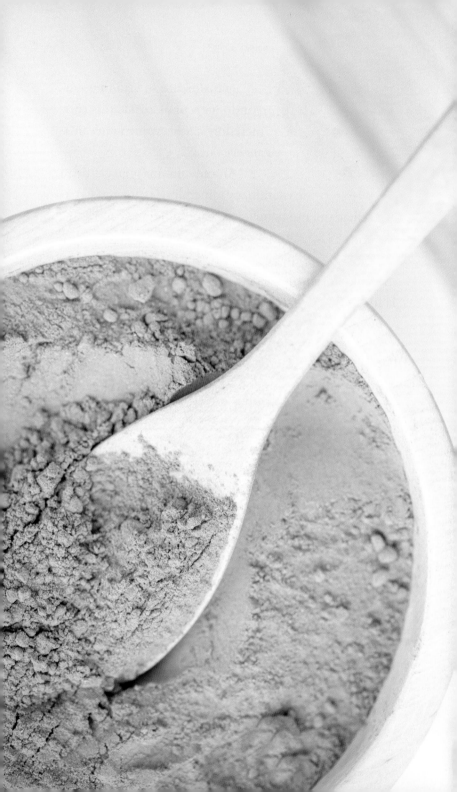

- Está especialmente indicada para la modalidad de cultivo conocida como «cultivo en callejones», que consiste en cultivar especies de ciclo corto entre hileras de árboles que, formando callejones, sirven de protección contra el viento y el sol excesivos y enriquecen el suelo.
- De la semilla se están obteniendo subproductos fertilizantes naturales con alto contenido en nitrógeno.
- Es un buen seto «vivo» de desarrollo muy rápido.
- Es una excelente opción de reforestación, que puede contribuir a la conservación de suelos evitando la erosión y la desertificación.
- Las hojas de moringa constituyen uno de los forrajes más completos para todo tipo de ganado, incluso está dando buenos resultados con aves y peces herbívoros.

Y además: el aceite es utilizado en cosmética bio, es una importantísima fuente de néctar para las abejas (que puede tener un papel esencial en su salvación en estos preocupantes momentos), se emplea también con éxito en la depuración de aguas fluviales, ornamentalmente se puede emplear como pantalla visual y auditiva...

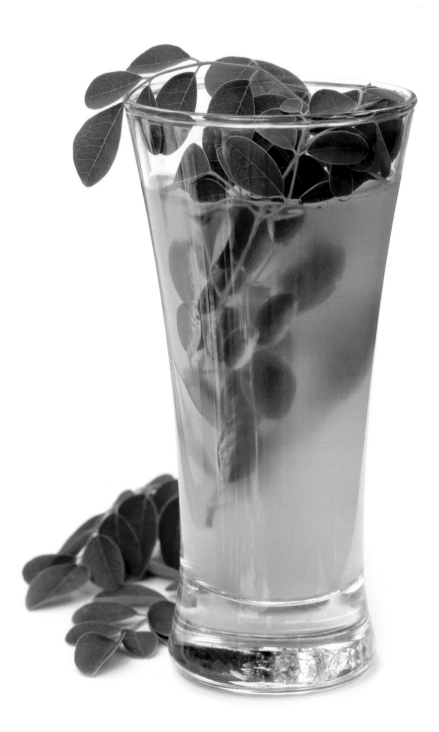

NUTRIENTES

Cada vez más estudios demuestran que la mayoría de las enfermedades de nuestro tiempo están directamente relacionadas con una alimentación deficiente, y no solo me refiero a hábitos alimentarios sino también al estado y origen de lo que consumimos. La relación parece ser hasta tal punto directa que los nombres más reputados de la medicina natural consideran el cáncer y las enfermedades cardiovasculares como epidemias debidas a hábitos «contagiosos» inoculados por la desinformación o por una información manipuladora. Afortunadamente, en la era de la comunicación, la naturopatía va ganando terreno y la consciencia colectiva empieza a volver la vista hacia lo que la madre naturaleza lleva siglos regalándonos. Como decía Hipócrates: «Que tu alimento sea tu medicina, y que tu medicina sea tu alimento».

Lo que convierte a la moringa en milagrosa es el hecho de que se trata de un almacén rebosante de nutrientes. Las distintas partes de este árbol son ricas en vitamina A, vitamina C, calcio, potasio, hierro y proteínas y además contiene una gran cantidad de fitonutrientes —compuestos de vegetales que no son ni vitaminas ni minerales y que pueden ayudar a combatir enfermedades degenerativas; de hecho, son los encargados de proteger a las plantas ayudándolas a combatir infecciones bacterianas y micóticas y a superar las inclemencias atmosféricas y del entorno—.

Entre estos fitonutrientes destaca la clorofila, el alimento más rico, enzimático y concentrado de la naturaleza y cuya estructura molecular se asemeja mucho a la que tiene la hemoglobina de nuestra sangre —no en vano se la conoce como «sangre verde».

El doctor Howard Fisher, especialista en medicina *antienvejecimiento* y autor de diecisiete obras al respecto, en su libro *Moringa Oleifera: Magic Myth or Miracle*, afirma que la moringa provee de nutrientes que han sido sistemáticamente eliminados de la cadena alimentaria humana.

Y es que, lamentablemente, la cadena alimentaria actual es tan deficiente que carece de nutrientes clave para nuestra salud, sobre todo en lo que se refiere a aminoácidos, de los que hablaré más adelante.

El mismo Fisher también explica lo siguiente:

Con lo que no se elimina vía orina, heces, sudor o exhalación debe lidiar tu sistema inmunitario; a menudo los tóxicos de origen químico se almacenan en la grasa, y muchos de esos tóxicos pueden escaparse de la acción del sistema inmunitario y sembrar el caos más adelante, cuando tienes las defensas bajas.

El poder de la moringa para solventar estas carencias queda claro cuando se enumeran todos los nutrientes que posee. Su capacidad es tal que probablemente al principio de su ingesta sobrevenga una crisis curativa.

Se llama «crisis» porque implica síntomas un tanto desagradables como fatiga, náuseas, estados febriles, insomnio... pero se la considera «curativa» porque el cuerpo está experimentando un periodo acelerado de purificación y curación.

Entre otras sustancias importantes para un óptimo funcionamiento orgánico y para el mantenimiento o recuperación de la salud, en la moringa se han identificado:

- Fitonutrientes: alfa-caroteno, beta-caroteno, luteína, zeaxantina y clorofila.
- Vitaminas: A, B (colina), B_1 (tiamina), B_2 (riboflavina), B_3 (niacina), C (ácido ascórbico) y E (acetato tocoferol).
- Minerales: calcio, hierro, potasio, cobre, fósforo, magnesio, manganeso, cromo y zinc.
- Enzimas: poteasa, lipasa, celulasa y carbohidrasa.
- Ácidos grasos: oleico, palmítico, esteárico y behénico.

Valor nutricional de las hojas y las vainas
Análisis de las vainas, hojas frescas (crudas) y polvo de hojas secas[*]

	VAINAS	HOJAS	POLVO DE HOJA
Humedad (%)	86,9	75,0	7,5
Calorías	26	92	205
Proteínas (g)	2,5	16,7	27,1
Grasa (g)	0,1	1,7	2,3
Carbohidratos (g)	3.7	13.4	8.2
Fibra (g)	4,8	0,9	19,2
Minerales (g)	2,0	2,3	-
Ca (mg)	30	440	2,003
Mg (mg)	24	24	368
P (mg)	110	70	204
K (mg)	259	259	1,324
Cu (mg)	3,1	1,1	0,6
Fe (mg)	5,3	7,2	8,2
S (mg)	137	137	870
Ácido oxálico (mg)	10	101	1,6
VITAMINAS			
Vitamina A-Betacaroteno (mg)	0,1	6,8	16,3
Vitamina B colina (mg)	423	423	-
Vitamina B_1 tiamina (mg)	0,05	0,21	2,6
Vitamina B_2 riboflavina (mg)	0,07	0,05	20,5
Vitamina B_3 ácido nicotínico (mg)	0,2	0,8	8,2

[*] Fuente: *The Miracle Tree: Moringa Oleifera, Natural Nutrition for the Tropics* de Lowell Fuglie.

	VAINAS	HOJAS	POLVO DE HOJA
Vitamina C, ácido ascórbico (mg)	120	220	17,3
Vitamina E, acetato tocoferol (mg)	-	-	113
AMINOÁCIDOS			
Arginina (g/16gN)	3,6	6	1,33%
Histidina (g/16gN)	1,1	2,1	0,61%
Lisina (g/16gN)	1,5	4,3	1,32%
Triptófano (g/16gN)	0,8	1,9	0,43%
Fenilalanina (g/16gN)	4,3	6,4	1,13%
Metionina (g/16gN)	1,4	2,0	0,35%
Treonina (g/16gN)	3,9	4,9	1,19%
Leucina (g/16gN)	6,5	9,3	1,95%
Isoleucina (g/16gN)	4,4	6,3	0,83%
Valina (g/16gN)	5,4	7,1	1,06%

Los datos son relativos porque el contenido nutritivo puede variar dependiendo de la variedad de la planta, la estación, el clima y la condición del suelo.

Nota aparte merecen los antioxidantes y los aminoácidos, cuya concentración en la moringa ha asombrado a la comunidad científica: nada menos que cuarenta y seis antioxidantes y dieciocho aminoácidos, de los veinte imprescindibles para el cuerpo humano.

Antioxidantes

Las especies vegetales que en mayor o menor medida presentan propiedades antioxidantes son multitud, pero no hay ninguna que iguale el «arsenal» que ofrece ese auténtico polvorín de salud que es la moringa.

De todos es sabido que los antioxidantes ralentizan nuestro envejecimiento y nos ayudan a reponer las energías que vamos gastando a lo largo del día: esa es la función de las vitaminas, los fitonutrientes…, todos esos compuestos que están presentes en la moringa y por sí solos bastarían para favorecer nuestro bienestar, pero además, entre esos cuarenta y seis antioxidantes presentes en el árbol milagroso, se encuentran dos hormonas vegetales: la citoquinina y la zeatina.

La primera favorece la división celular, y por tanto retrasa el envejecimiento de las células, y la segunda ayuda a sustituir las células muertas a un ritmo mayor, lo que significa que favorece la regeneración celular de nuestra piel y de nuestros órganos.

De modo que las propiedades de la moringa no solo ayudan a controlar el envejecimiento, sino que también es una gran ayuda a la hora de combatir algunas enfermedades crónicas y de frenar notablemente su avance, siempre como complemento de una terapia adecuada.

Aminoácidos

Los aminoácidos son compuestos orgánicos que se combinan para formar proteínas; unos y otras son fundamentales para la vida. Los aminoácidos ayudan a las vitaminas y los minerales a cumplir correctamente su función, son responsables del transporte y almacenamiento óptimo del resto de los nutrientes y actúan como neurotransmisores, transportando información entre células nerviosas.

De los veinte aminoácidos que el cuerpo necesita a diario para sobrevivir, nueve son esenciales y el cuerpo no los produce. Eso significa que se tienen que obtener de los alimentos que consumimos. La moringa los contiene todos. Sí, TODOS. El resto son los no esenciales aquellos que pueden ser sintetizados por el propio organismo.

Son, por tanto, IMPRESCINDIBLES en todos los procesos metabólicos y si tenemos en cuenta que la mayoría de enfermedades y malestares (insomnio, obesidad, artritis...) de la sociedad actual pueden atribuirse a trastornos metabólicos básicos, su importancia es obvia. Por eso la ciclópea riqueza en aminoácidos es, probablemente, el gran secreto de las propiedades casi milagrosas de la moringa. A continuación detallo las importantísimas funciones que cumplen los dieciocho aminoácidos contenidos en esta planta.

Aminoácidos esenciales

Histidina

- Favorece el crecimiento y la reparación de tejidos, especialmente indicada, por tanto, para el tratamiento de artritis reumatoide, úlceras...
- Colabora en la producción de glóbulos rojos y blancos.
- Muy eficaz en la eliminación de metales pesados.
- Es necesaria para el mantenimiento de las vainas de mielina que protegen las células nerviosas. La función de la vaina de mielina es permitir la transmisión rápida y eficiente de impulsos a lo largo de las neuronas. Si la mielina se daña, los impulsos se retrasan, lo cual puede causar enfermedades como la esclerosis múltiple.
- Protege al organismo de los daños provocados por la radiación.
- Ayuda a regular la presión arterial.
- Ayuda en el tratamiento de la impotencia y la frigidez.

Isoleucina

- Tiene un papel fundamental en la reparación del tejido muscular, la piel y los huesos y es imprescindible para la curación de traumatismos y heridas (muy valiosa para los deportistas).
- Estabiliza y regula el nivel el azúcar en la sangre.
- Estabiliza y regula los niveles de energía.
- Colabora en la síntesis de algunos opiáceos endógenos.
- Tiene un papel muy importante en la formación de la hemoglobina.
- Algunos trastornos mentales están directamente relacionados con el déficit de este aminoácido.

Leucina

- Reduce los niveles de azúcar en sangre.
- Aumenta la producción de la hormona del crecimiento o somatotrópica.
- Necesaria para la cicatrización del tejido muscular, cutáneo y óseo pues interactúa con la isoleucina y la valina. Se la recomienda en procesos posoperatorios.

Lisina

- Fundamental en el desarrollo infantil (estimula el crecimiento).
- En los adultos es imprescindible para mantener un nivel equilibrado de nitrógeno.
- Garantiza la absorción adecuada de calcio.
- Efectiva en el tratamiento del herpes labial simple.
- Ayuda a la formación de colágeno, el cual constituye el cartílago y el tejido conectivo.

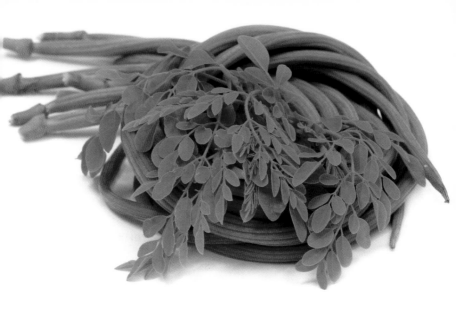

- Favorece la producción de anticuerpos.
- Reduce los niveles elevados de triglicéridos.

Metionina

- Es un antioxidante de gran alcance.
- Se emplea para tratar de enfermedades hepáticas.
- Forma parte de algunos tratamientos existentes contra la depresión.
- Es fuente de azufre y otros componentes imprescindibles para las funciones metabólicas y el crecimiento.
- Ayuda a prevenir la acumulación de grasa en el hígado y las arterias.
- Es desintoxicante; estimula la eliminación de agentes nocivos como el plomo y otros metales pesados.
- Puede ayudar a reducir las reacciones de las alergias alimentarias.
- Es my recomendable para las mujeres que toman anticonceptivos orales, ya que promueve la excreción de los estrógenos.

- Regula el nivel de histamina en sangre. Según recientes estudios, los pacientes diagnosticados de esquizofrenia y otros tipos de demencia presentan desequilibrio en los niveles de esta sustancia (histapenia: niveles deprimidos, o histadelia: niveles elevados).

Fenilalanina
- Ayuda a elevar los niveles de endorfinas.
- Tiene propiedades analgésicas (calambres menstruales, jaquecas...).
- Colabora en la producción de la noradrenalina, una sustancia química que transmite señales entre las células nerviosas en el cerebro y promueve el estado de alerta y la vitalidad.
- Favorece la memoria y el aprendizaje.
- Participa en la formación de algunas neurohormonas (se la incluye en el tratamiento de algunas enfermedades neurodegenerativas como el párkinson).

Treonina
- Ayuda a mantener la cantidad adecuada de proteínas en el cuerpo.
- En combinación con el ácido aspártico y la metionina ayuda a desintoxicar el hígado y mejora su funcionamiento.

- Es importante para la formación de colágeno, elastina y esmalte de los dientes.
- Estudios recientes apuntan a que puede ser beneficiosa en el tratamiento de la esclerosis lateral amiotrófica y la esclerosis múltiple.

Triptófano

- El organismo lo necesita para producir serotonina. La serotonina es un neurotransmisor que regula el estado de ánimo, su déficit está directamente relacionado con la depresión, la ansiedad y el sueño. Por tanto, el triptófano es eficaz para combatir el insomnio.
- Ayuda en el tratamiento de la migraña.
- Ayuda a que el sistema inmunológico funcione correctamente.
- Colabora en el control de peso mediante la reducción del apetito.
- Ayuda a controlar la hiperactividad en los niños.

Valina

- Imprescindible para la curación de los traumatismos y las heridas.
- Ayuda a evitar las lesiones hepáticas y de la vesícula biliar.

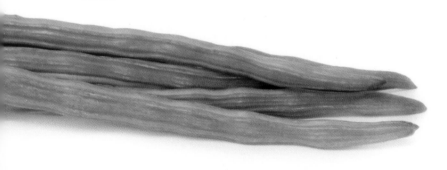

- Ayuda a mantener equilibrados los niveles de azúcar en sangre.
- Previene la atrofia muscular que sigue a una inmovilización.
- Promueve el vigor mental y las emociones tranquilas.
- Ayuda a reducir el estrés.
- Favorece el sueño.

Aminoácidos no esenciales

Arginina (esencial en niños, semiesencial en adultos)
- Se la considera la *Viagra natural*, porque favorece el aumento del flujo sanguíneo hacia el pene.
- Retrasa el crecimiento de los tumores y el cáncer mediante el refuerzo del sistema inmunitario.
- Reduce los efectos de la toxicidad crónica del alcohol.
- Es un componente importante del colágeno, clave para el tratamiento de la artritis y de los trastornos del tejido conectivo.
- Aumenta el tamaño y la actividad de la glándula del timo, que elabora las células T, componentes cruciales del sistema inmunitario.

Alanina
- Estimula la producción de neurotransmisores y linfocitos.
- Ayuda a metabolizar la glucosa.
- Fortalece el sistema inmunitario mediante la producción de anticuerpos.
- Protege frente la acumulación de las sustancias tóxicas que se liberando en las células de los músculos cuando

la proteína muscular se descompone rápidamente para satisfacer las necesidades de energía, es decir, al realizar esfuerzos físicos, como por ejemplo al practicar ejercicio aeróbico.

Ácido aspártico

- Actúa como un neurotransmisor y es bueno para combatir la fatiga crónica y la depresión porque regula el funcionamiento del sistema nervioso.
- Colabora en la producción hormonal.

Cisteína

- Funciona como un antioxidante de gran alcance, fundamental en la eliminación de toxinas y en el retraso del proceso de envejecimiento.
- Es un componente fundamental de la piel y el cabello.
- Se ha utilizado para tratar la artritis reumatoide y el endurecimiento de las arterias.
- Protege al cuerpo contra el daño por radiación.
- Protege al hígado y al cerebro de daños causados por el alcohol y las drogas.

Ácido glutámico

- Ayuda en el transporte del potasio en el líquido cefalorraquídeo, actúa como combustible para el cerebro, ayuda a corregir los trastornos de personalidad y es, además, utilizado en el tratamiento de la epilepsia, el retraso mental, la distrofia muscular y las úlceras.
- Actúa como un neurotransmisor excitador del sistema nervioso central, el cerebro y la médula espinal.

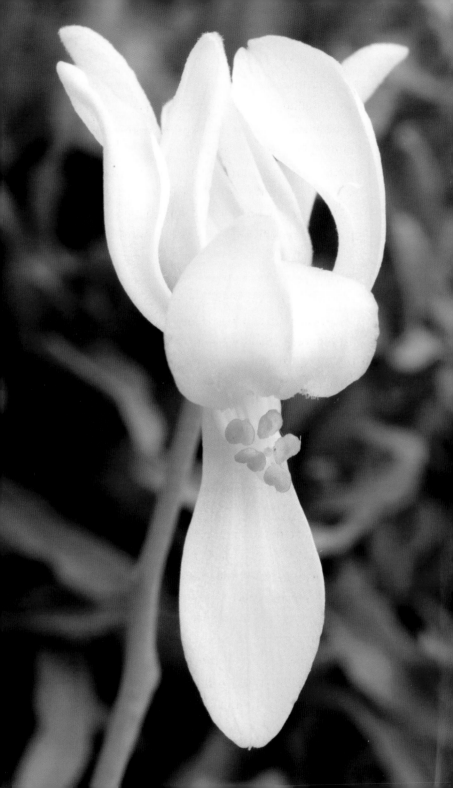

Glicina

- Mejora el almacenamiento de glucógeno, liberando así a la glucosa para las necesidades de energía.
- Promueve la salud de la próstata.
- Favorece el correcto funcionamiento del sistema nervioso central y el sistema inmunitario.
- Previene la degeneración muscular mediante la elevación de los niveles de creatina.

Prolina

- Colabora en la producción de colágeno y por tanto es fundamental para la salud de las articulaciones, cartílagos, tendones, piel y músculos del corazón.
- Colabora con la vitamina C para ayudar a mantener en buen estado los tejidos conectivos.

Serina

- Cumple un papel esencial como catalizador de numerosas funciones enzimáticas.
- Está involucrada en la formación de inmunoglobulinas y anticuerpos.
- Es un aminoácido necesario para el correcto metabolismo de las grasas y los ácidos grasos.
- Forma parte de las vainas de mielina protectora que cubren las fibras nerviosas.

Tirosina

- Colabora en la producción de melanina (el pigmento responsable del color del pelo y la piel) y en las funciones de las glándulas suprarrenales, tiroides y pituitaria.

- Es precursora de la adrenalina y la dopamina, que regulan el estado de ánimo.
- Se ha utilizado para combatir la fatiga crónica, la narcolepsia, la ansiedad, la depresión y el bajo impulso sexual.
- Suprime el apetito y ayuda a reducir la grasa corporal.

¿DÓNDE CONSEGUIRLA?

Actualmente lo más sencillo y recomendable es acudir a proveedores certificados y obtener PRODUCTOS DERIVADOS (polvo, extracto, cápsulas, aceite, hojas secas para infusión...). Estos proveedores deben garantizar y documentar la pureza del producto y la presencia de los principios activos necesarios para generar un efecto beneficioso sobre la salud. Para que así sea, la moringa tiene que cultivarse orgánicamente (libre de plaguicidas y sin utilizar fertilizantes químicos) y han de secarla a la sombra con el fin de mantener el valor nutritivo máximo y las enzimas vegetales en el polvo resultante.

En el caso de PRODUCTOS FRESCOS (hojas, frutos, semillas...), el control se complica y además no en todos los países es posible obtenerlos. En Asia y en muchos lugares de Latinoamérica es fácil encontrarla en los mercados locales y los lugareños suelen saber distinguirla. Poder conseguirla así es una bendición porque cruda en ensaladas o cocinada (hojas a la manera de espinacas y frutos como cualquier otro fruto de vaina) es un plato completísimo y de agradable sabor. Sin embargo, debido al crecimiento de la popularidad mundial de la moringa, se están vendiendo, hasta en los semáforos, todo tipo de hojas similares. Hay incluso productores que elaboran «imitaciones».

Si dispones del terreno (basta con un jardín; en Filipinas es rara la casa que no lo luce a la entrada) y de las condiciones idóneas, la opción ideal sería plantar tu propio árbol. EL CULTIVO es un proceso sencillísimo —no es un árbol en absoluto delicado ni que necesite muchas atenciones, y puede hacerse mediante semilla o a partir de un esqueje (tal vez el problema el lugar en que vives es encontrar un amigo que ya tenga «su» árbol milagroso). Los requerimientos básicos para emprender la aventura son:

- CLIMA: como ya hemos visto, su clima nativo es el tropical, así que la moringa prefiere un clima húmedo y cálido. Sin embargo, aguanta perfectamente el clima subtropical e, incluso, el semiárido. Puede tolerar algo de frío, pero no las heladas.
- SUELO: en cuanto al suelo, no es muy exigente y puede crecer en una amplia variedad; sin embargo, crecerá mejor en un suelo ligero, arenoso y con buen drenaje.

Sanford Holst, exguardabosques y autor del libro *Moringa: Nature's Medicine Cabinet*, me dio la clave para tener mi propio árbol y mi pequeña cosecha particular: convertir la moringa en planta de interior. Es la solución perfecta para aquellos que vivan en climas no adecuados, que no dispongan de jardín o que teman subirse a largas escaleras para recoger frutos en las ramas más altas.

Seguramente en estos momentos te estarás preguntando: «Pero ¿es eso posible?, ¿es viable una moringa de interior?». Pues sí. Y tiene su explicación: normalmente la primera recolección ya se puede realizar cuando el árbol mide entre metro y metro y medio. En ese momento los frutos son fáciles de alcanzar. Si el objetivo es conseguir un árbol fértil y sano, una altura que esté entre un metro y medio y uno ochenta es más que suficiente. Los requerimientos para tal empresa son simples: tierra (un buen macetón o, mejor, una jardinera), mucha luz y agua.

La moringa agradece los suelos bien drenados y lo mejor es la marga arenosa. En el interior va muy bien la típica tierra abonada para macetas. Lo ideal es empezar con una maceta pequeña de barro, y los pasos que se deben seguir serían:

- Llenarla de tierra hasta más o menos tres centímetros del borde.
- Colocar una semilla y cubrirla con unos dos centímetros y medio más de tierra.
- Regar a diario hasta que la joven planta sea visible, tardará dos semanas aproximadamente. Se trata de mantener la tierra húmeda, pero evitando el encharcamiento, que podría matarla. Por ello lo más aconsejable es la maceta de barro, que mantiene el grado perfecto de humedad. Cuando la planta haya crecido un poco, hay que reducir el riego. Y como el desarrollo dependerá de muchos factores ambientales, será mejor que vayas

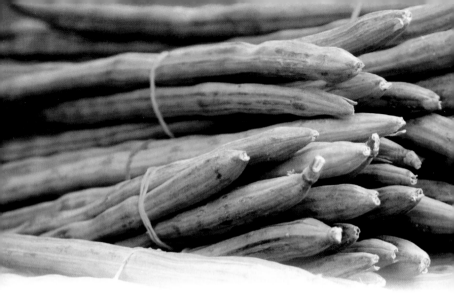

probando hasta que encuentres la dosis que sea mejor para tu planta, evitando, en cualquier caso, el encharcamiento.

- Colocar la maceta cerca de una ventana luminosa. La moringa necesita sol directo para crecer.

Este árbol milagroso crece tan rápido que cualquier maceta se le quedará pequeña enseguida. Así que tendrás que trasplantarlo pronto a su hogar definitivo. Ten en cuenta que en dos meses puede haber alcanzado un metro de altura. En este punto lo mejor es recortar la copa, y un poco más adelante podar las ramas. Hazlo de manera equilibrada y conseguirás que tu arbolito se ramifique y vaya adquiriendo un aspecto más frondoso y chaparro que el habitual, es decir, más «casero». Un buen criterio para la poda de ramas es que cada vez que estas crezcan aproximadamente sesenta centímetros las podes unos treinta. A los cinco o seis meses tu criatura ya habrá alcanzado el metro y medio o poco más, que es el ideal para interior, y a los ocho aparecerán las primeras flores.

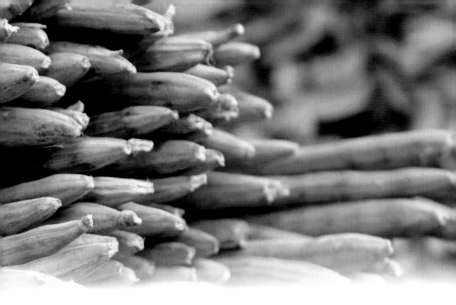

Sobra decir que te abstengas de fertilizarla si no quieres tener desperfectos arquitectónicos.

En cuanto a LA COSECHA, las hojas y las flores no tienen mayor misterio, pero en lo que se refiere al fruto, conviene que te detalle los cuatro posibles tiempos de recolección:

1. Cuando son pequeños, verdes y tiernos. Son perfectos para cocinar en cualquier receta para judías verdes pues son muy similares, pero muy superiores nutricionalmente hablando. Lo ideal es recolectar las vainas justo antes de cocinarlas.

2. Cuando han crecido un poco más y la cáscara ha empezado a endurecerse. En este punto de crecimiento, lo interesante son las semillas, que se pueden cocinar según recetas pensadas para guisantes, a los que también superan nutricionalmente.

3. Cuando ya están maduros. El exterior ya se ha vuelto completamente de un color café y es bastante duro. Las semillas en este momento —que han alcanzado un

tono café oscuro— son idóneas para el cultivo. Deben almacenarse a la sombra, en un lugar fresco y seco.

4. El cuarto momento coincide con el máximo apogeo de tu árbol. En este punto es probable que la cosecha tanto de hojas como de frutos te sobrepase y tengas que regalarlos antes de que se echen a perder.

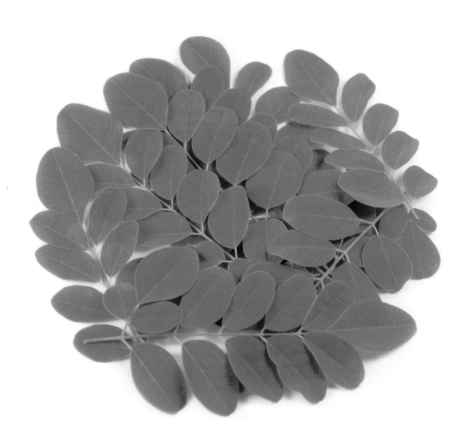

MORINGA: REMEDIOS CASEROS DE LA A A LA Z

Acidez

- Mezclar 5 gramos de hoja pura de moringa, 4 gramos de extracto de raíz de jengibre, medio litro de agua caliente y 1 gramo de hoja de estevia.
- Tomar dos infusiones al día, una en ayunas y otra antes de dormir.

Se recomienda: hacer ejercicio suave, caminar a diario —lo cual ayuda a aliviar los problemas digestivos—, NO FUMAR, reducir el consumo de café y evitar las comidas con mucha grasa, así como las bebidas alcohólicas y gaseosas.

Acné

- Aplicar crema de moringa con aloe vera, varias veces al día, sobre la zona afectada.

Se recomienda: añadir unas gotas de limón exprimido a la crema de moringa, no exfoliarse, evitar los limpiadores con base de aceite, tener una dieta de frutas y verduras y realizar saunas faciales.

Afrodisiaco

- Tomar hasta tres cápsulas al día de moringa combinada con ginseng, durante una semana. Bajar esta dosis a una al día y posteriormente a dos solo antes de tener la actividad sexual. Cuando se haya estabilizado el deseo sexual, tomar una cada dos días, siempre preferiblemente media hora antes de la actividad sexual.

Se recomienda: tener una actitud positiva, dormir lo suficiente, evitar el estrés laboral y llevar una dieta equilibrada.

Amenorrea

- En una licuadora echar y mezclar 3 gramos de hoja de moringa, 3 gramos de raíz de jengibre y medio litro de agua. Hervir durante cinco minutos el licuado obtenido. Dejar que se enfríe y añadirle un poco de miel. Tomar a diario.

Se recomienda: consumir alimentos con hierro, cuando la amenorrea es causada por anemia; recurrir al yoga, la meditación y las caminatas, y recibir ayuda psicológica.

Anemia

- Colocar en la licuadora un puñado de uvas rojas, dos ramas de perejil, una cucharadita de polvo de moringa y medio litro de agua. Licuar durante un minuto.
- Tomar un vaso tras el desayuno durante dos semanas.

Se recomienda: un programa regular de ejercicios suaves —el yoga y los ejercicios respiratorios pueden ayudar—. Se deben evitar alimentos como el café, el té, el salvado de trigo, la carne de cerdo, la cerveza, los dulces, las bebidas alcohólicas, las sodas con cafeína, los picantes y los chocolates.

Artritis

- Tomar dos cucharadas de miel de abeja con una cucharadita de polvo de moringa en cada comida.
- Mezclar 50 gramos de hojas secas o frescas de moringa o corteza del árbol de moringa, en medio litro de alcohol de 96 grados. Dejar macerar dos semanas y masajear el área afectada con esta mezcla durante un periodo de cuatro a seis semanas.

Se recomienda: mantenerse delgado; tomar ocho vasos de agua al día; consumir pescado, y evitar el consumo de carnes rojas, cerdo, leche y sus derivados, café, sal, tabaco, bebidas alcohólicas y todo lo que contenga azúcar.

Asma

- Mezclar en la licuadora un diente de ajo, una cucharada de miel, una cucharadita de polvo de moringa, una zanahoria y medio litro de agua.
- Tomar a diario un vaso pequeño del zumo resultante.

Se recomienda: respirar por la nariz y no por la boca, incluir en la dieta diaria abundantes frutas y verduras, principalmente aquellas con alto contenido en vitamina C, evitar los aceites vegetales, dejar el tabaco, cuidarse de los cambios de clima, eliminar los ácaros del polvo, no comer helados ni bebidas extremadamente frías y evitar la exposición a sustancias químicas.

Aterosclerosis

- Comer al menos una ensalada al día que lleve abundante ajo y moringa en polvo o en hoja fresca, aderezada con limón.

Se recomienda: consumir alimentos con fibra: frutas, verduras, legumbres y cereales.

Bronquitis

- Mezclar en la licuadora una taza de leche caliente, que no haya llegado a hervir, una o dos cucharadas de miel pura, una cucharadita de polvo de moringa y el jugo de un limón.
- Tomar a sorbos antes de dormir para aliviar el malestar bronquial y la tos que se aviva de noche.

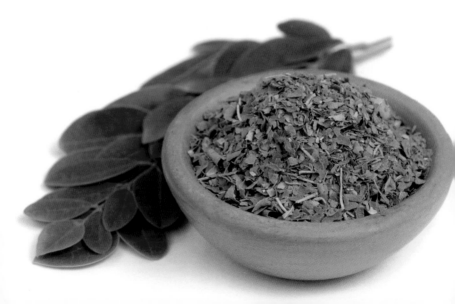

Se recomienda: humedecer el ambiente, tomar muchos líquidos, descansar lo suficiente, acostarse boca abajo y evitar fumar.

Cansancio

- Elaborar licor reconstituyente de miel con moringa: en un litro de orujo, dejar macerar durante quince días, 50 gramos de piel de naranja amarga (solamente la parte de color naranja).
- Pasados quince días, añadir 600 gramos de miel pura, disuelta en 600 gramos de agua, dos clavos, 5 gramos de canela y 10 gramos de polvo de moringa.
- Dejar macerar todo dos días más, agitando a menudo el frasco, y tres días más, sin tocarlo.

Se recomienda: dormir lo suficiente, hacer ejercicio asiduamente, evitar el consumo de alcohol y drogas, evitar situaciones estresantes, verificar los medicamentos —los antihistamínicos, los antihipertensivos y los diuréticos provocan estados de cansancio—, mantener una dieta equilibrada y beber abundante agua durante el día.

Cicatrices

- Ingredientes para cataplasma borra-cicatrices: un limón, dos cucharadas de leche, una cucharadita de café y una de crema de moringa y aloe vera.
- Se prepara exprimiendo el zumo de limón y mezclándolo con la leche. Untar con la mezcla la zona afectada y cuando se seque, aplicar la crema de moringa con aloe vera y cubrir con una gasa o tirita. Dejar actuar

toda la noche. A la mañana siguiente, aplicar crema para hidratar la zona.

Se recomienda: evitar el sol en las cicatrices nuevas, curar debidamente las heridas, no quitar las costras y tratar las cicatrices con cuidado, principalmente en el baño.

Circulación

- Tomar seis cápsulas de moringa al día, dos después de cada comida. También se pueden tomar tres infusiones diarias de moringa con jengibre.

Se recomienda: el ejercicio asiduo, el suficiente sueño y una dieta equilibrada juegan, también, un papel importante a la hora de mantener una buena circulación.

Defensas bajas

- Tomar tres cápsulas al día de moringa con ginseng.

Se recomienda: evitar comidas con grasas y azúcares refinados, consumir por lo menos diez o doce vasos de agua diarios para estimular el sistema inmunitario y expulsar las toxinas, hacer treinta minutos de ejercicio diariamente. Practicar la respiración abdominal y ejercicios de relajación.

Depresión

- Lavar varias hojas de lechuga, pelar dos dientes de ajo, añadir una cucharada de polvo de moringa y licuarlo todo junto con un vaso de agua.
- Colar y tomar, a diario, en ayunas.

Diabetes

- Tomar tres infusiones de hoja seca pura de moringa al día, junto con tres cápsulas de moringa, una en cada comida.

Se recomienda: comer alimentos con fibra, comer menos y más a menudo, cuidar el peso y llevar un diario con el peso corporal, la presencia de glucosa en la orina y el nivel de glucosa en la sangre.

Dolor de cabeza

- Un remedio tradicional consiste en tomar una cucharada de miel, con media cucharada de zumo de ajo y una cucharadita de polvo de moringa.
- Otro remedio popular es frotar las sienes con las hojas de moringa.

Se recomienda: procurar dormir bien, pero no demasiado; proteger los ojos de la luz solar; evitar el estrés y hacer ejercicios de relajación. Si la intensidad del dolor aumenta, si altera tu patrón de vida, no lo minusvalores y consulta a un especialista.

Si el dolor va acompañado de adormecimiento, visión borrosa, mareos o pérdida de memoria, acude de inmediato a urgencias.

Eccema

- Aplicar la crema de moringa con una gasa, en la parte donde esté el sarpullido. Retirar luego con un algodón empapado en agua tibia.

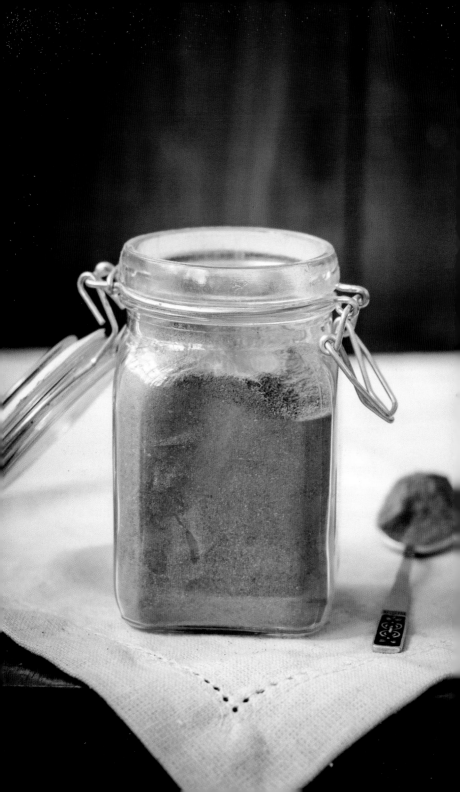

Se recomienda: mantener la piel alejada de irritantes; evitar los tejidos que pican, como la lana; lavar la ropa interior, las toallas y la ropa de cama con detergentes suaves sin perfumes y enjuagarla muy bien y conserva la piel humectada.

Estreñimiento

- Extraer el zumo de dos naranjas y añadir dos cucharadas de aceite puro de oliva y media de polvo de moringa. Mezclar en la licuadora y tomar preferiblemente en la mañana.

Se recomienda: adoptar una dieta rica en fibras, beber ocho vasos de agua al día, evitar el consumo de carnes rojas y caminar asiduamente.

Estrés

- Preparar un relajante baño caliente. Para ello, se debe añadir al agua del baño una infusión fría de hojas de moringa. Cuando te sumerjas en él, sentirás cómo se desvanece el estrés al tiempo que tu piel se perfuma deliciosamente.

Falta de apetito

- Elaborar una ensalada de lechuga con polvo de moringa espolvoreado por encima, la cual deberá tomarse como primer plato, antes de cualquier otro que se consuma, ya sea en el almuerzo o en la cena.
- Otro remedio para esto consiste en combinar moringa en polvo, canela, poleo, manzanilla, menta y melisa, a partes iguales. Escaldar en un cuarto de litro de

agua una cucharada de la mezcla por taza. Dejar que repose unos diez minutos y colar.

- Tomar una taza antes de las comidas principales.

Se recomienda: comer alimentos con alto contenido proteínico.

Gastritis

- Cocinar media taza de granos de maíz y una cucharada de polvo de moringa en medio litro de agua durante diez minutos. Retirar del fuego, colar y tomar esta preparación tres veces al día.

Se recomienda: tomar suficiente agua, al menos ocho vasos al día; eliminar las bebidas gaseosas, el café, el alcohol, los zumos cítricos (de naranja, limón, piña, etc.); evitar tomar ácido acetilsalicílico; no saltarse las comidas; controlar el estrés; evitar fumar y evitar ingerir bebidas o comidas demasiado calientes.

Gota

- Mezclar una cucharadita de crema de moringa, otra de aceite de soja y tres gotas de aceite de romero y aplicar suavemente sobre la zona dolorida.

Se recomienda: evitar estar de pie; evitar el movimiento de la articulación; no colocar hielo o paños calientes sobre el área; usar zapatos cómodos; consumir con frecuencia, en cualquiera

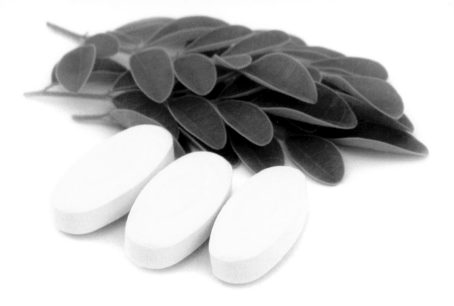

de sus formas, moringa; mantener el peso conveniente; evitar el alcohol y beber ocho vasos de agua al día.

Halitosis

- Este remedio casero consiste en el uso de moringa en polvo combinada con perejil. Para ello, se hierven dos tazas de agua y varias ramitas de perejil conjuntamente con dos o tres clavos de olor enteros y media cucharadita de polvo de moringa. Remover la mezcla mientras se enfría. Después de filtrarla, se utiliza como un enjuague varias veces al día.

Hemorroides

- Aplicar la crema de moringa con aloe vera en la zona afectada.

Se recomienda: recostarse sobre el costado izquierdo; comer alimentos ricos en fibra. Evitar las especias, las carnes rojas, el azúcar refinado, los quesos fermentados, el café y las bebidas alcohólicas; evitar levantar objetos pesados o hacer ejercicios que requieran mucho esfuerzo físico y consumir menos sal.

Hipotensión

- Elaborar una infusión de tres cucharadas de raíz de jengibre rallada con una pizca de pimienta de cayena y media cucharadita de polvo de moringa, en una taza de agua que debe hervir durante diez minutos. Colar y tomar una vez al día.

Se recomienda: adoptar una dieta que sea alta en proteínas, consumir comidas pequeñas y frecuentes, incorporar un poco de sal en la dieta y dormir con la cabeza elevada.

Insomnio

- Verter, en un vaso de agua caliente, un puñado de menta y hojas secas de moringa. Dejar reposar tres minutos y beber justo antes de acostarse o después de la cena.

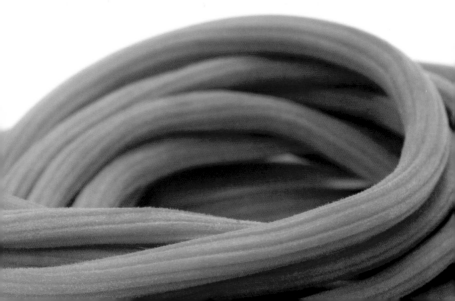

Se recomienda: no beber alcohol, no tomar bebidas con cafeína, mantener un horario de sueño y darse un baño caliente dos horas antes de irse a la cama.

Lactancia

- Mezclar un litro de agua, tres cucharadas de trigo, tres de avena y un cucharadita de moringa en polvo.
- Hervir todo hasta que quede el agua reducida a la mitad. Licuarlo y beber dos vasos al día.
- Puede utilizarse tanto el cereal en grano entero como en copos.

Se recomienda: consumir alimentos ricos en vitaminas B, C, D y hierro, como son las frutas en general (salvo los cítricos), los cereales, las hortalizas, las verduras verdes, la leche y sus derivados, las legumbres y los frutos secos, con el fin de que la producción de leche sea más efectiva y rica. La moringa contiene todas las vitaminas y minerales que la madre lactante necesita. Evitar el consumo de especias, embutidos, quesos muy curados, azúcar y alimentos flatulentos como la coliflor.

Mareos

- Tomar una infusión de moringa con jengibre.

Se recomienda: sentarse e inclinarse con la cabeza entre las rodillas para activar el suministro de sangre hacia el cerebro; evitar el consumo el tabaco, ya que contiene agentes muy tóxicos que causan trastornos a la circulación sanguínea; evitar los cambios bruscos de posición; reducir el consumo de azúcares y carbohidratos procesados, ya que un exceso de estos alimentos puede causar mareo cuando el nivel de azúcar en la sangre baja después de un impulso de energía momentáneo, e ingerir alimentos bajos en sal, grasa y que sean poco condimentados.

Memoria

- Un remedio natural consiste en tomar una infusión de moringa con jengibre todos los días. Las cápsulas de moringa y ginseng son muy efectivas.

Menopausia

- Mezclar en la licuadora: 5 gramos de hoja de moringa, 5 gramos de artemisa, una pizca de flores de espino y una taza de agua. Dejar hervir todo durante cinco minutos y agregarle un poco de estevia.

Se recomienda: comer con moderación, evitar la tensión y el estrés y caminar, bailar y realizar ejercicios aeróbicos de impacto suave, actividades muy recomendables para la mujer menopáusica, ya que no solo ayudan a quemar calorías excedentes y alivian la tensión, sino que además aumentan la masa ósea y mejoran la absorción de calcio.

Migraña

- Verter dos cucharadas de raíz de jengibre con 5 gramos de moringa en polvo en una taza de agua que esté hirviendo y tapar.
- Colar y tomar a diario para prevenir los ataques de migraña.

Se recomienda: la alimentación resulta esencial para prevenir y corregir la incidencia de las crisis de migraña tanto en lo que se refiere a la intensidad del dolor como en su periodicidad.

En este sentido, se aconseja eliminar de la dieta los quesos amarillos y los curados, no abusar de los productos enlatados, controlar el consumo de grasas de origen animal (limitar en lo posible las carnes rojas en especial) y evitar la ingesta de picante y de chocolate.

Náuseas

- Tomar una taza de té de moringa con jengibre. Dejarlo reposar durante quince minutos antes de tomarlo.

Se recomienda: no consumir alimentos fritos, ácidos, grasos ni especias; establecer un horario de comidas; comer despacio y beber a pequeños sorbos y permanecer acostado cuando sobrevengan las náuseas.

Osteoporosis

- Mezclar en la licuadora: dos cucharadas de polvo de moringa, dos de albahaca, dos de mejorana, dos hojas de estevia, dos de tomillo y una de genciana. Hervir en medio litro de agua durante diez minutos. Retirar del fuego y dejar reposar.
- Beber esta preparación a lo largo del día durante un mes. Luego descansar dos meses y después iniciar de nuevo el proceso durante un mes y así sucesivamente. Este remedio facilita la asimilación del calcio en el organismo combatiendo la osteoporosis.

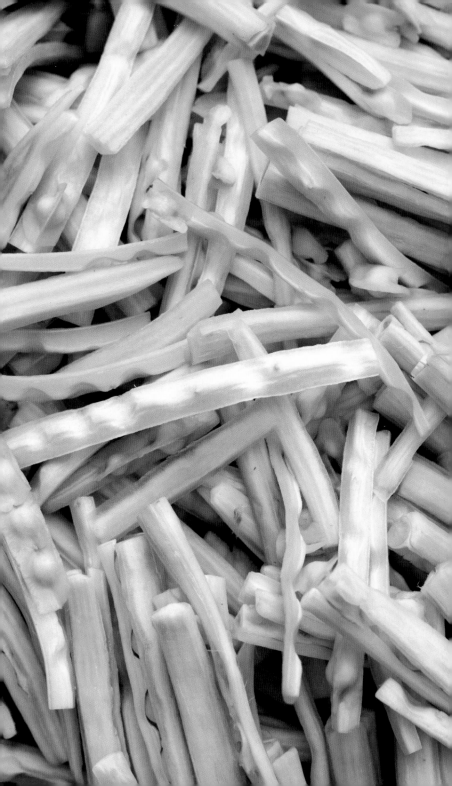

Parásitos intestinales

- Hervir media cucharadita de tomillo, 2 gramos de polvo de moringa, media cucharadita de raíz de genciana, media cucharadita de manzanilla amarga y medio vaso de agua durante diez minutos. Dejar reposar esta preparación durante otros diez minutos.
- Se tomará en ayunas durante nueve días (dosis para niños de entre nueve y doce años. Doblar para adultos).

Se recomienda: consumir habitualmente moringa en cápsulas, lavar los alimentos a la hora de prepararlos, evitar el consumo de harinas refinadas y azúcar y tener una máxima higiene en la ropa de hogar y las prendas íntimas.

Picaduras de insectos

- Una vez extraído el aguijón, aplicar frío sobre la picadura (una bolsa de hielo o una lata de bebida muy fría pueden servir).
- Poner, mediante una bolita de algodón, unas gotas de aceite de semillas de moringa sobre la zona afectada con el fin de desinfectarla. Posteriormente, aplicar crema de moringa ecológica.

Próstata

- Preparar un té con 5 gramos de hoja de moringa, 5 gramos de ortiga menor, 5 gramos de diente de león y una pizca de álamo en medio litro de agua. Dejar reposar durante cinco minutos.
- Tomar esto una vez al día. Aunque este té alivia la inflamación de la próstata, en algunas personas puede

ocasionar reacciones estomacales, por lo que aconsejo tomarlo con precaución.

Se recomienda: tomar infusiones de té de moringa, tomar leche de coco, no permanecer sentado mucho tiempo, hacer ejercicio regularmente, evitar el estrés tanto físico como mental y evitar las carnes rojas, el alcohol y la cafeína.

Psoriasis

- Aplicar crema de moringa con aloe vera en el área con psoriasis y, además, tomar tres cápsulas de moringa al día.
- Tomar baños de sol y agua marina. La luz solar mejora la psoriasis ya que la luz ultravioleta ralentiza la proliferación excesiva de las células cutáneas y reduce la inflamación, que es un efecto secundario.
- Por otro lado, la sal marina también es muy beneficiosa. Por ello, si se vive muy lejos de las zonas costeras o de la propia playa, se puede comprar sal marina, disolverla en agua y bañar en ella las áreas afectadas tres veces al día.

Resfriados

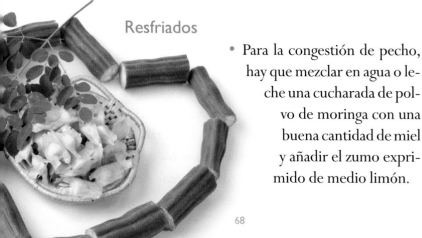

- Para la congestión de pecho, hay que mezclar en agua o leche una cucharada de polvo de moringa con una buena cantidad de miel y añadir el zumo exprimido de medio limón.

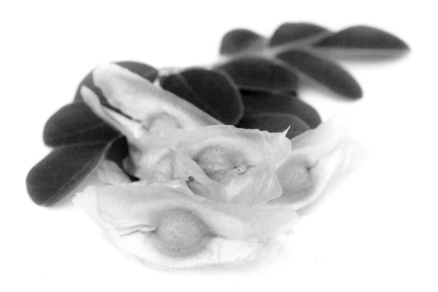

- Inhalar vapor de agua con hojas de moringa durante diez minutos dos veces al día. Para ello, se debe cubrir la cabeza con una toalla y, con los ojos cerrados, inhalar los vapores que salen de un recipiente con agua hirviendo. Para mejorar el efecto, inhalar el vapor de infusiones de moringa con eucalipto o enebro.

Retención de líquidos

- Tomar infusión de corontas de maíz y añadir hojas de moringa. Para ello se deben cocer a fuego lento dos o tres corontas frescas, a las que se les han quitado los granos de maíz, junto a una buena cantidad de hojas de moringa, durante una hora. Añadir una hoja de estevia.
- Tomar dos o tres tazas del líquido durante el día. Es un excelente diurético.

Reumatismo

- Hervir 150 gramos de la corteza de moringa en dos litros de agua durante diez minutos. Dejar reposar, colar y agregar al agua del baño.

Se recomienda: limitar el consumo de sal y sodio, cuidado con las sopas enlatadas, patatas fritas de bolsa, etc. y hacer ejercicio aeróbico. Usar medias elásticas de soporte y elevar los pies varias veces al día ayuda a las personas con tobillos hinchados.

Riego cerebral

- Realizar una infusión con hojas o polvo de moringa y hojas de ginkgo. Para ello, se deben añadir dos cucharadas de estas plantas a una taza de agua hirviendo. Dejar reposar durante diez minutos y después colar. Este remedio estimula la microcirculación.

Se recomienda: cortar varios dientes de ajo crudo y añadirlos, a diario, a las comidas, especialmente las ensaladas. El ajo evita la arteriosclerosis y mejora la circulación, pero se debe evitar en caso de problemas de coagulación de la sangre, una intervención quirúrgica reciente o malestares estomacales. Deben comerse diariamente dos cucharadas de uvas pasas y una de semillas de sésamo, así como una granada a diario, y evitarse el uso constante de teléfonos móviles.

Sabañones

- Exprimir un limón y aplicar, varias veces al día o cuando se tengan molestias, un par de gotas sobre las áreas afectadas, combinándolo con crema de moringa con aloe vera, masajeando ligeramente.

Se recomienda: evitar cambios bruscos de temperatura y comer alimentos con alto contenido en vitaminas A y C.

Sequedad vaginal

- Verter dos puñados de hojas y flores de manzanilla y dos puñados de hojas o polvo de moringa en un litro de agua hirviendo. Tapar y dejar enfriar.
- Realizar baños de asiento con esta preparación, con lo cual se mejoran los síntomas propios de la sequedad originada por la menopausia.

Se recomienda: dejar el tabaco y evitar el alcohol, ya que disminuye los estrógenos; tomar abundante agua; evitar chorros de agua violentos en esa área y evitar el uso de talcos, papel higiénico perfumado y cualquier tipo de aceites o espumas de baño con fragancia, que puedan irritar la vagina.

Sobrepeso

- Lavar y licuar 4 gramos de hojas de moringa, mezcladas con una cápsula de espirulina de 300 miligramos. Añadir el zumo de un limón y medio litro de agua.
- Tomar este zumo todos los días.

Taquicardia

- Preparar una infusión con una cucharadita de flores secas o frescas de espino y hojas de moringa en una taza de agua, que debe hervir durante diez minutos.

- Tomar dos veces al día. Esta infusión ayuda a regularizar las pulsaciones del corazón, incrementa el poder del músculo cardiaco y baja la presión arterial.

Se recomienda: descansar —quienes trabajan bajo presión presentan una mayor disposición a sufrir de taquicardia auricular por paroxismo—, evitar el consumo de café, hacer ejercicio y consumir alimentos ricos en magnesio y potasio.

Úlceras

- Lavar, pelar y cortar dos zanahorias. Colocar en la licuadora junto con una hoja de repollo blanco y un vaso de agua. Añadir una cucharada de polvo de moringa. Licuar unos instantes.
- Tomar a pequeños sorbos entre comidas.

Se recomienda: adoptar una dieta rica en fibra, consumir seis comidas pequeñas durante el día y evitar los alimentos que estén extremadamente fríos o calientes.

Para prevenir el espantoso padecimiento de la úlcera duodenal o péptica, se aconseja eliminar las bebidas que contienen alcohol, las comidas picantes y el hábito de fumar; evitar tomar aspirinas y cualquier analgésico demasiado

irritante para el estómago; relajar las tensiones diarias mediante ejercicios, deportes y otras diversiones; procurar seguir
una dieta sana con alimentos que sean fácilmente digeribles;
comer despacio; evitar todas las conversaciones desagradables
y las discusiones durante las horas de comidas y procurar reposar (sin permanecer acostado ya que podría causar reflujo)
durante la primera hora de la digestión.

Varices

- Hervir durante cinco minutos tres cucharaditas de raíz
  de diente de león y una de polvo de moringa en medio
  litro de agua. Luego, agregar una cucharadita de mil-
  enrama. Dejar en infusión cinco minutos más. Colar y
  tomar a lo largo del día.

Se recomienda: utilizar medias especiales; mantener
las piernas en alto; mover las piernas; —las varices surgen debido a una vida sedentaria— si se trabaja muchas horas sentado, colocar un cajoncito para descansar los pies; practicar
ejercicio, caminar o nadar de treinta a cuarenta y cinco minutos al día; evitar exponer las piernas a un calor excesivo, y
mantener un peso adecuado.

Vómitos

- Preparar una infusión de moringa con jengibre. Beber lentamente cuando aún esté tibia.

Se recomienda: tomar continuamente líquidos; procurar ingerir minerales; tomar bebidas tibias; beber a sorbos
pequeños en lugar de tragos largos; evitar las bebidas gaseosas

y comenzar una dieta rica en carbohidratos una vez pasados los vómitos.

Zumbidos en los oídos

- Tomar una infusión elaborada con hojas de moringa y ginseng tres veces al día. Eso aumentará el riego cerebral y actuará positivamente sobre el zumbido de oídos.

Se recomienda: adoptar una dieta alta en fibra y baja en grasas; evitar el consumo de café y alcohol; practicar ejercicio y deportes suaves para activar la circulación sanguínea y evitar la introducción del dedo, un objeto puntiagudo o bastoncitos de algodón si se siente el oído taponado, ya que ello puede causar infecciones o heridas.

APÉNDICE

Moringa oleifera: un árbol multiusos
para las zonas tropicales secas
(fragmento de un artículo publicado en la **Revista**
Mexicana de Biodiversidad *82: 1071-1082, 2011)*

Mark E. Olson

Departamento de Botánica, Instituto de Biología, Universidad Nacional Autónoma de México.

Jed W. Fahey

Johns Hopkins, University of Medicine, Department of Pharmacology and Molecular Sciences, Lewis B. and Dorothy Cullman Cancer Chemoprotection Center, and Bloomberg School of Public Health, Departament of International Health, Center for Human Nutrition.

Resumen

En zonas tropicales secas, el árbol de la moringa (*Moringa oleifera lam.*) es objeto de gran atención por parte de los

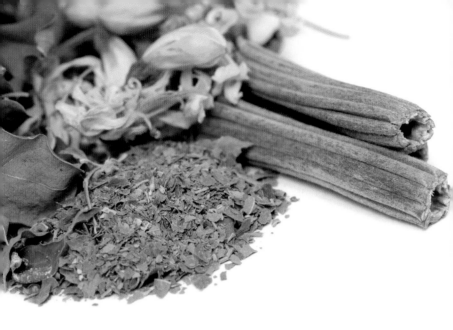

productores, en tanto que crece el número de proveedores que promueven la planta como panacea. Ante esta situación, es necesario separar los usos que están identificados y fundamentados por el conocimiento científico de aquellos que no lo están. Sobre la base del presente estudio y de la literatura existente, se presenta un resumen de las bases científicas que sustentan algunos de los beneficios de la moringa, en la medida de lo que hasta hoy se conoce.

Los análisis demuestran que la harina de hoja de la moringa puede compararse con la leche en polvo en cuanto a sus componentes de proteína y de calcio y que tiene, adicionalmente, un alto contenido en vitamina A. Además de su valor nutritivo, las hojas son ricas en antioxidantes, entre los cuales destacan los isotiocianatos, los cuales parecen presentar propiedades anticancerígenas, hipotensoras, hipoglucémicas y antibióticas. Las concentraciones de factores antinutritivos en las hojas, tales como inhibidores de proteasas, taninos, saponinas y lectinas, son insignificantes. La mayoría de los estudios sobre las cualidades benéficas de la moringa se han llevado a cabo in vitro o en animales; por lo tanto, se desconocen las dosis necesarias para producir algún efecto benéfico en humanos.

Sin embargo, dado que los beneficios potenciales son muchos y los niveles de sustancias antinutricionales bajísimos, no encontramos argumentos en contra de su consumo. En resumen, la *Moringa oleifera* es un alimento nutritivo y benéfico que ofrece características muy atractivas para establecer su cultivo en comunidades sostenibles en el trópico seco de México y otros países de Latinoamérica.

Introducción

La importancia del trópico seco para la humanidad, junto con la urgente necesidad de su conservación, hace esencial el estudio, la ampliación y la optimización de la gama de especies vegetales disponibles para el aprovechamiento de estas zonas (Janzen, 1988; Miles *et al.*, 2006; Stephenson y Fahey, 2004; Piperno *et al.*, 2009). En este contexto, un árbol que ha recibido mucha atención en los últimos años (Fuglie, 2001; Fahey, 2005; Ferreira *et al.*, 2008) es la *Moringa oleifera lam.*, conocida comúnmente como moringa. Este árbol tiene un gran potencial para su cultivo en México así como en muchas partes de América tropical por su combinación singular de propiedades.

Las hojas son comestibles y ricas en proteínas, con un perfil de aminoácidos esenciales muy equilibrado. Al mismo tiempo, contiene vitaminas, principalmente A y C, en altas cantidades, así como antioxidantes potentes. Los frutos jóvenes son comestibles y las semillas producen un aceite comestible y lubricante de altísima calidad. Los desechos del prensado de las semillas para obtener el aceite contienen uno de los floculantes o aglutinantes vegetales más potentes que se conocen y pueden eliminar la turbidez del agua. Sus hojas ofrecen un forraje nutritivo para los animales, así como también los residuos de las semillas después de la extracción de aceite y aun las ramas molidas (Martínez, 1959; Reyes *et al.*, 2006). Estos son solo algunos de los usos de este árbol, que además crece con suma rapidez, tolera el calor y es resistente a las sequías.

A pesar de su auge notable, existen muchas dudas acerca de la moringa, tanto entre los productores potenciales como en los consumidores. Muchas de estas dudas surgen del escepticismo que inevitablemente generan las campañas publicitarias que bombardean al público con una panacea tras otra en el intento de generar ganancias.

El aumento de la oferta de productos derivados de la moringa ejemplifica este fenómeno, y en su publicidad podemos encontrar afirmaciones de que no solo es nutritiva, sino que cura desde la epilepsia hasta la histeria. Asimismo, muchas personas se preguntan si el consumo de la moringa podría tener algún efecto secundario. El propósito de este artículo es ofrecer una introducción breve a este árbol tan singular. Posteriormente, se realiza una sucinta revisión de los beneficios que se le atribuyen a la moringa y se intenta identificar hasta qué punto estas aplicaciones están sustentadas por el trabajo científico.

Al mismo tiempo, se precisan algunos de los aspectos que requieren mayor investigación. Se muestra por qué la moringa es un árbol útil cuyo consumo ofrece beneficios importantes, pero lejos de presentarlo como una panacea, se sugiere que la comercialización de sus productos tiene que ser clara respecto a lo que genuinamente ofrece, y conforme al nivel de conocimiento que de él se tiene.

Introducción a las moringáceas

La moringa pertenece a la familia Moringaceae, un grupo pequeño de plantas dentro del inmenso orden Brassicales, que incluye la familia de la col y del rábano, junto con la familia del mastuerzo y de las alcaparras (APG, 2009).

La familia que está más cercanamente emparentada con la Moringaceae es la Caricaceae, la de la papaya, con la cual comparte la característica de presentar glándulas en el ápice del peciolo (Fig. 1; Olson, 2002b).

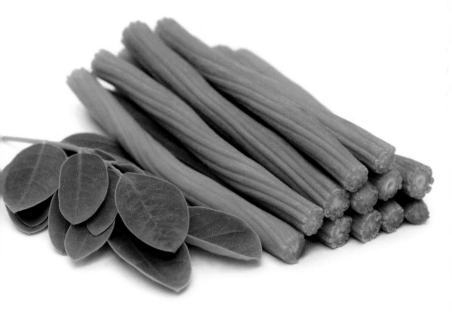

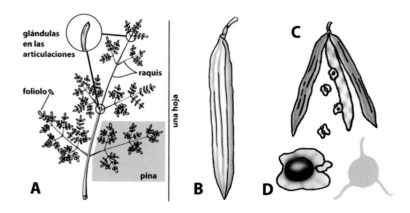

FIGURA 1. IDENTIFICACIÓN. La moringa (*Moringa oleifera*) es fácil de identificar por su combinación inconfundible de caracteres. A: hojas grandes, pinnadas, que pueden alcanzar unos sesenta centímetros de longitud; están divididas en folíolos dispuestos sobre un raquis. En la articulación de cada raquis se encuentran pequeñas glándulas de un milímetro de longitud. B-D: frutos y semillas. B: fruto, una cápsula ligera, leñosa y seca, que en la madurez mide de diez a treinta o hasta cincuenta centímetros. C: el fruto se abre en tres partes o valvas. D: semillas de uno y medio a tres centímetros de diámetro con un centro de color café oscuro y tres alas de color beige; la silueta muestra la configuración de las tres alas. La moringa es la única planta de México con hojas pinnadas con glándulas en las articulaciones, frutos con tres valvas y semillas con tres alas.

La Moringaceae comprende únicamente un género, Moringa. Dentro de este hay trece especies (Verdcourt, 1985; Olson, 2002a), las cuales abarcan una gama muy diversa de hábitos o formas de crecimiento, desde pequeñas hierbas y arbustos hasta árboles grandes (Olson y Razafimandimbison, 2000; Olson, 2001a y 2001b). Si bien varían mucho en su forma, es muy fácil distinguir un miembro del Moringa de cualquier otra planta. La Moringaceae se distingue de las otras familias por una combinación única de rasgos (Olson, 2010). Sus especies se caracterizan por tener hojas pinnadas grandes, con cada hoja dividida en muchos folíolos dispuestos sobre un armazón llamado raquis (fig. 1A). Los frutos forman una cápsula larga y leñosa que cuando alcanza la madurez se abre lentamente en 3 valvas que se separan la una de la otra por su longitud, quedando pegadas solo en la base del fruto (fig. 1B, C).

En la mayoría de las especies, las semillas presentan tres alas longitudinales. La combinación de hojas pinnadas, frutos trivalvados y semillas con tres alas hace que sea muy fácil reconocer un Moringa. Para asegurar la identificación, se pueden buscar las glándulas foliares características de esta familia, las cuales se encuentran en ambos lados flanqueando la base o en el ápice del pecíolo y en la mayoría de las articulaciones del raquis (fig. 1). Otras características únicas de la familia, pero menos fáciles de observar, incluyen el estilo hueco y las anteras con dos esporangios o cámaras para el polen en vez de los cuatro que suelen presentar las plantas con flor (Olson, 2003). Características aún menos aparentes incluyen los ductos de goma en la médula de los tallos y elementos de vaso con placas de perforación sin bordes (Olson y Carlquist, 2001; Olson, 2002b).

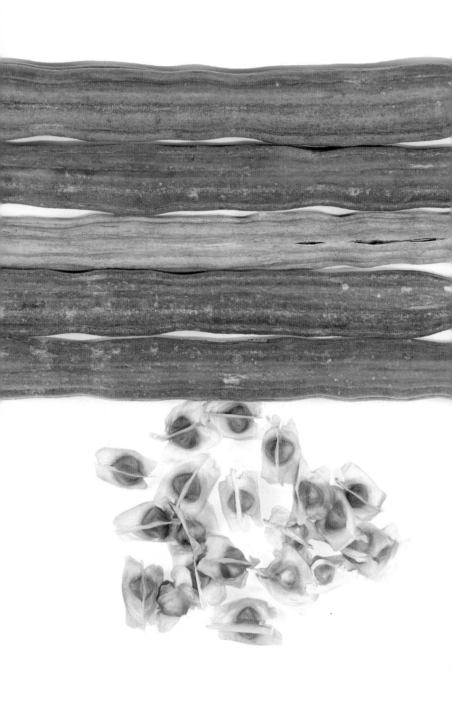

Moringa oleifera: nombres y distribución

Si bien la moringa es fácil de reconocer, existe confusión acerca de cuál es su nombre científico correcto (Keraudren y Gillett, 1963). A la planta que conocemos como *Moringa oleifera* se le han aplicado nombres como *Guilandina moringa*, que se remonta a Linneo en el año 1753, y también *Hyperanthera moringa* (*L.*) Vahl. Todavía es común que algunos autores empleen el nombre *Moringa pterygosperma Gaertn.* (por ejemplo, Morton, 1991), una denominación ilegítima de acuerdo con las reglas de nomenclatura botánica. Estas reglas también indican que *G. Moringa* y *H. moringa* carecen de validez, mientras que *M. oleifera* tiene prioridad y constituye el nombre válido. Para fines de la presente discusión emplearemos moringa y *Moringa oleifera* como términos equivalentes mientras que Moringa se referirá al género.

Otro de los problemas a los que se enfrenta esta especie es el conocimiento de su historia natural, ya que, como muchas plantas de importancia económica, se sabe muy poco de la *Moringa oleifera* en estado silvestre. Se ha registrado en los bosques tropicales caducifolios del noroeste de la India y en el este de Pakistán (por ejemplo, Haines, 1922), en la zona entre Simla, en la India, y Faisalabad, en Pakistán (Verdcourt, 1985). Sin embargo, existen pocos registros publicados acerca de su distribución natural, por lo cual un estudio detallado de los bosques remanentes de esa zona revelaría mucho acerca de tal distribución de este recurso importante, así como del germoplasma existente.

Olson (2001b) y Pandey *et al.* (2010) presentan un mapa de distribución que muestra una franja amplia del norte de la India donde la planta crece silvestre pero, lamentablemente, no ofrecen una discusión sobre cómo se distinguen los árboles silvestres de los cultivados, una consideración esencial para poder dilucidar la distribución natural de una planta cultivada. Por lo tanto, seguimos sin entender bien su distribución silvestre. En contraste con lo poco que se sabe acerca de su distribución natural, queda ampliamente comprobado por registros de herbario que la M. oleifera se cultiva en todos los países tropicales del mundo (Verdcourt, 1985).

Cuando se habla de la distribución de la moringa, es esencial hacer la distinción entre términos como *nativo*, *silvestre* y *naturalizado*. Varios autores que escriben sobre sus usos se refieren a ella como «naturalizada» o hasta «silvestre» cuando se observa en países fuera de su lugar de origen. Esta terminología es incorrecta, pues el proceso de naturalización biológica implica que un organismo se establezca en una región en donde no es nativo y logre sobrevivir y reproducirse durante muchas generaciones sin asistencia humana. Estas plantas se llaman malezas y pueden llegar a ser un problema sumamente serio para la agricultura y para el manejo de recursos naturales silvestres (Villaseñor y Espinosa, 1998). Si una planta llega a encontrarse en una lista de malezas conocidas, sus posibilidades de transporte entre países y su utilización podrían verse severamente restringidas (ver la reglamentación australiana, que prohíbe la importación de *M. stenopetala* a ese país). En el caso de M. oleifera, no existen registros de su naturalización en ningún hábitat natural (Olson, 2010).

A veces se pueden encontrar plántulas estableciéndose debajo de sus progenitores en zonas perturbadas, tales como lotes baldíos, medianas de carretera y bordes de caminos, pero esta es una situación muy distinta a, por ejemplo, la invasión en los desiertos de México por la hierba *Cenchrus ciliaris*, que sí está naturalizada y que tiene un impacto sumamente nocivo en estas comunidades (De la Barrera, 2008). Para evitar restricciones innecesarias en cuanto al transporte y la utilización de la moringa, es importante evitar términos como *naturalización* o *silvestre* cuando se refiere a la práctica de cultivarla. Esto no implica que no sea necesario proceder con cautela con cualquier planta no nativa, pero en el caso de la M. oleifera, no se cuenta con ningún registro de ella como maleza en ninguna parte del mundo, únicamente registros de cultivo muy extensos.

Muchos productores agrícolas de México se preguntan si se puede cultivar en este país. La respuesta es que ya es parte de la horticultura tradicional desde hace mucho tiempo, principalmente con fines ornamentales: la encontramos abundantemente en los pueblos de toda la costa del Pacífico, desde el sur de Sonora hasta Chiapas, incluyendo el sur de la península de Baja California (al sur de La Paz y de Todos Santos). Los ejemplares de moringa son especialmente abundantes y frondosos en las llanuras calientes del sur del istmo de Tehuantepec. La planta también se cultiva en los poblados de las depresiones tropicales secas del país, como la de Balsas y la depresión central de Chiapas, y se encuentra en los pueblos de la zona del Infiernillo y en las cercanías de Apatzingán, Mezcala, Iguala y Tequesquitengo. Como se puede apreciar gracias a su distribución cultivada, la moringa es una planta de zonas cálidas que nunca sufren heladas. En general, prospera mejor por debajo de los quinientos metros sobre el nivel del mar y crece muy poco cuando se cultiva a altitudes mayores a mil quinientos metros. Es probable que la planta llegase a territorio mexicano por primera vez

gracias a
marineros fi-
lipinos durante
los viajes de la *Nao de China*, que cubría la ruta entre Manila y
Acapulco. Si llegó de esta manera, seguramente era utilizada
como alimento por los miembros de la tripulación. Este hábito de comerla se ha perdido a lo largo de los siglos, pues como
se mencionó anteriormente, las plantas de cultivo informal en
México tienen casi exclusivamente fines ornamentales (ob-
servación de los autores). Sin embargo, en 1959, Martínez
anotó que «las vainas tiernas son comestibles y se usan en sopa
o se preparan a manera de espárragos; las raíces tienen sabor
picante como el rábano rústico y se usan como condimento
en lugar de este; las semillas maduras se tuestan y consumen
como nueces, siendo su sabor dulce, ligeramente amargo y
agradable; las almendras son oleaginosas; las hojas se comen
como verdura y también pueden servir de forraje» (p. 415).

Con el reciente auge mundial del cultivo de la moringa
(Fuglie, 2001), el árbol ha llegado a México en forma de semillas desde África y la India, generalmente para su cultivo en
campos especializados, con la finalidad de cosechar las hojas.
Si bien actualmente hay en muchos países un gran interés en
el aprovechamiento del árbol y la planta, en México, quizás
durante siglos, las personas que practican el cultivo popular
de la M. oleifera usualmente desconocen el interés por el
árbol, mientras que los agricultores interesados en cultivar
la planta a gran escala ignoran la presencia de la moringa en
la horticultura tradicional mexicana (ver también Thurber y
Fahey, 2009).

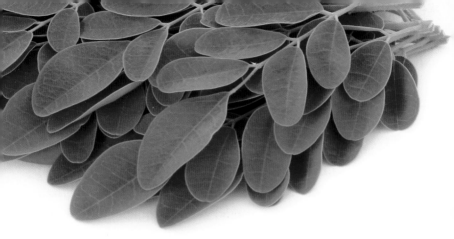

Propiedades de la *Moringa oleifera* y su sustento científico
Proteínas

Una de las características más atractivas que posee la moringa es el alto contenido de proteína en sus hojas. Los testimonios de Fuglie (2001) sobre un sinfín de casos en África occidental donde la adición de moringa a la dieta rescató a personas en estado de desnutrición extrema se han tomado como evidencia del extraordinario valor del contenido proteínico de la planta. En este sentido, sus beneficios nutricionales son tan ampliamente reconocidos que hay poco lugar para dudar del impacto positivo del consumo de harina de hoja de moringa en situaciones de inanición inminente. Sin embargo, el desarrollo de un mayor número de pruebas clínicas bien controladas y documentadas con claridad sería de inmenso valor. Los análisis del contenido proteínico de las hojas secas muestran que hasta el 30% de su peso está formado por proteína (la leche en polvo contiene un 35%) y que la mayor parte de esta parece ser directamente asimilable. Además, las hojas contienen todos los aminoácidos esenciales (las unidades de las proteínas que el cuerpo no puede sintetizar) en un perfil alto y bien equilibrado (Freiberger *et al.*, 1998). Por todo esto,

es claro que la moringa es un alimento importante, un hallazgo que ha sido comprobado de manera repetida (por ejemplo,
Richter *et al.*, 2003). Muchas plantas muestran estructuras ricas en proteínas, por ejemplo los frijoles. Sin embargo, mientras que la mayoría de ellas producen estas proteínas en sus
frutos, la moringa se destaca por contenerlas en sus hojas, las
cuales están presentes en el árbol prácticamente todo el año.

Calcio y vitamina A

Varios estudios han indicado que la moringa es una fuente valiosa de vitamina A, pero ha permanecido la duda de si
el contenido de esta vitamina se conserva aún después del
secado y molido de la hoja. Para examinar esta interrogante,
Nambiar y Seshadri (2001) alimentaron ratas con una dieta
sin vitamina A durante cuatro semanas, un tratamiento tan
extremo que cuatro de las cuarenta ratas murieron.

Al término de las cuatro semanas, los investigadores di-
vidieron las ratas en cuatro grupos. Un grupo recibió acetato
de vitamina A; el segundo, hoja fresca de moringa; el tercero hoja deshidratada, y el cuarto sirvió como comparación y
siguió con la dieta carente de vitamina A. Después de cuatro
semanas, encontraron que, si bien los niveles sanguíneos de
vitamina A fueron un poco más bajos en las ratas suplementa-
das con moringa en comparación con aquellas que recibieron
acetato de vitamina A ($25{,}8$-$28{,}2$ μg/dL contra $34{,}7$ μg/dL),
la administración de moringa parecía ser más que suficiente
para contrarrestar los efectos de la falta de vitamina A —y a una
fracción del coste del acetato de vitamina A—. Además, el grupo que adquirió más peso fue aquel que consumió moringa,
posiblemente por el contenido en proteína en las hojas. En el

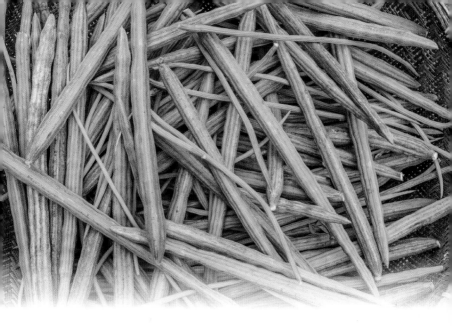

estudio quedó claro que tanto las hojas frescas como las secas sirven como suplemento de vitamina A.

Más notable aún es el hallazgo de Seshadri *et al.* (1997), quienes mostraron que las hojas de moringa deshidratadas conservaron su contenido en vitamina A después de noventa días de almacenamiento. Cabe mencionar que es probable que no cualquier proceso de secado conserve las propiedades de las hojas. Parece ser que es esencial secarlas en la sombra y sin exposición a la luz ultravioleta artificial o al sol, pues esta luz fragmenta las largas cadenas moleculares de la vitamina (Allwood y Plane, 1984).

Si bien estudios como el de Nambiar y Seshadri (2001) apuntan fuertemente a la utilidad de la moringa como fuente de vitamina A, escasean las investigaciones con seres humanos. Un dato notable en esta dirección es el trabajo de Fernández (2010), en el que se suplementó la dieta de treinta y un niños preescolares de entre tres y cinco años de edad con 1,17 gramos de harina de hoja de Moringa al día durante cinco meses.

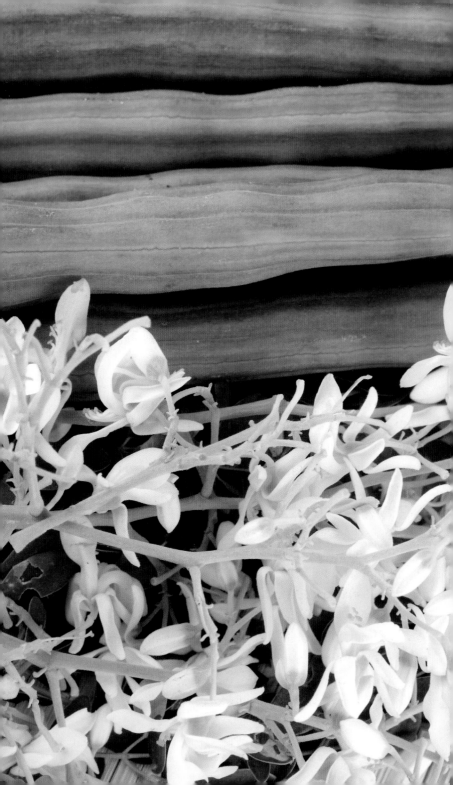

Los resultados se compararon contra un grupo de control de veinticinco niños que no recibieron el suplemento alimenticio. Si bien al inicio del estudio no se encontraron diferencias en cuanto al nivel de nutrición de los niños, la investigadora encontró que la prevalencia de deficiencia de vitamina A disminuyó significativamente del 40 al 14,3% en los niños que recibieron la hoja de Moringa, mientras que el grupo de los que no recibieron el suplemento permaneció estadísticamente con la misma prevalencia de deficiencia. Asimismo, se observó un aumento notable en la concentración de hemoglobina (la molécula de la sangre que porta el oxígeno) en los niños que recibieron Moringa. Estos resultados brindan apoyo a los datos que hablan de la eficacia de la moringa para combatir la desnutrición humana.

Además de la vitamina A, se suele asegurar que las hojas de la moringa contienen elevados niveles de calcio. En la literatura popular, y especialmente en la publicidad, se leen una y otra vez afirmaciones sobre su alto contenido en calcio, tales como «la moringa contiene más calcio por gramo que el yogur». Si bien es cierto que existe un alto contenido en calcio, una parte importante de este calcio está compuesta por cristales de oxalato de calcio en las células de la planta (Olson y Carlquist, 2001; Olson, 2001a), una forma que el cuerpo no puede asimilar y que es excretada directamente. Radek y Savage (2008) cuantificaron que el porcentaje de calcio en la moringa en forma de oxalato, y que por tanto no puede ser absorbido, es de casi el 38%. Esta cantidad podría parecer muy alta, pero también mostraron que la moringa tiene niveles sumamente altos de calcio (>20mg/g de hoja seca), por lo que aun con la tercera parte en una forma no asimilable, la moringa

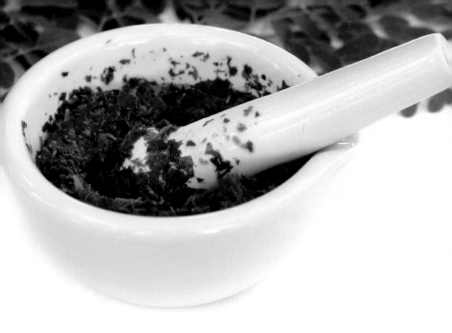

ofrece cantidades notables de calcio a la dieta. La leche en polvo contiene alrededor de 13 mg/g de calcio (USAID, 2006).
Por lo tanto, el polvo de moringa parece superar a la leche en
polvo no solo en cuanto a su contenido en proteína, también
en cuanto a su contenido en calcio, a un coste de producción
notablemente más bajo que la leche y con un impacto ambien-
tal mucho menor.

Prevención y tratamiento de enfermedades

Los beneficios que se pueden percibir en lo que respecta
al tratamiento o la prevención de enfermedades, y lo que respecta al tratamiento de infecciones a través de la aplicación de
preparados de moringa, no son tan conocidos como sus beneficios nutritivos (Palada, 1996). Si bien existe una larga tradi-
ción, y los testimonios sobre sus beneficios médicos son cuan-
tiosos, estos beneficios han sido objeto de relativamente poca
investigación científica. Por lo tanto, aquí se intenta revisar
algunos de los principales beneficios que se le han atribuido

a la planta y la calidad y naturaleza de la evidencia disponible. Es muy recomendable la lectura de dos artículos recientes que equilibran la evidencia derivada de la medicina no convencional, tales como la medicina tradicional, el conocimiento tribal y testimonios personales, con las pruebas científicas, las cuales son necesarias para tomar decisiones sobre la eficacia de estas prácticas (Sampson, 2005; Talalay y Talalay, 2001).

Desafortunadamente, mucha de la información sobre el efecto de las propiedades de la moringa en seres humanos no cuenta con evidencia apoyada en pruebas clínicas aleatorizadas y controladas con placebo, y tampoco se ha publicado en revistas científicas de alta circulación. Por ejemplo, Shaw y Jana (1982) parecen establecer la moringa como una cura poderosa contra infecciones urinarias; sin embargo, este estudio no incluyó en su diseño algún tipo de comparación o grupo de control.

Las investigaciones que carecen de una comprobación son rechazadas por la medicina occidental, por lo que las propiedades medicinales o nutricionales de la moringa no serán aceptadas por los médicos occidentales hasta que se lleven a cabo estudios de este tipo. En muchos casos, los estudios se han basado en investigaciones in vitro (en células en cultivo en el laboratorio) o bien han empleado animales. Estos estudios aportan explicaciones mecanicistas para algunos de los supuestos beneficios que han surgido de la medicina tradicional (Luqman *et al.*, 2009). Por ejemplo, muchos de estos estudios han comprobado que el tratamiento con la moringa o sus extractos eleva los niveles de una variedad de biomarcadores, antioxidantes y enzimas de detoxificación (Fahey *et al.*, 2004; Faizi *et al.*, 1994; Kumar y Pari, 2003; Rao *et al.*,

1999). Aquí trataremos brevemente el efecto antibiótico y de prevención de cáncer como dos ejemplos de investigación sobre la moringa en donde la evidencia parece ser especialmente amplia.

Actividad antibiótica. En apoyo de esta propiedad de la moringa, la evidencia tanto científica como tradicional es abrumadora. A pesar de que la evidencia científica ha estado disponible durante más de cincuenta años, la mayoría de los médicos occidentales la desconocen. A finales de la década de los cuarenta e inicios de los cincuenta del siglo XX, un equipo de científicos en la India identificó una sustancia que llamaron pterigospermina (Das *et al.*, 1954, Anderson *et al.*, 1986), un compuesto que se disociaba fácilmente en 2 moléculas de isotiocianato bencílico (Kurup y Narasimha –Rao, 1952, 1954a, b y c; Das *et al.*, 1957a, 1957b; ver también Fahey *et al.*, 2001; Bennett *et al.*, 2003; Amaglo *et al.*, 2010). Ya en ese entonces se intuía que el isotiocianato bencílico tenía un efecto antimicrobiano. Este grupo de científicos no solo identificó la pterigospermina sino que a mediados de la década de los cincuenta llevó a cabo caracterizaciones detalladas y elegantes de la modalidad específica de su actividad antimicrobiana.

Investigaciones posteriores también mostraron que la pterigospermina y extractos de la moringa presentaban actividad antibiótica en contra de una variedad de microbios. Sin embargo, el aislamiento y la caracterización de la estructura de estas moléculas resulta un reto técnico, pues pueden ser fácilmente dañadas durante la manipulación. Un ejemplo de estas dificultades podría ser precisamente el caso de la pterigospermina, pues la identificación original de esta sustancia ha sido cuestionada, atribuyéndose a un componente del aislamiento o a errores en la caracterización estructural (Eilert *et al.*, 1981). Esto ilustra el hecho de que queda mucho todavía por aprender acerca de este árbol singular.

En 1964, Bennie Badget, estudiante del famoso químico Martin Ettlinger, publicó en su tesis doctoral los análisis elegantes y cuidadosos con los que identificó una serie de compuestos derivados del isotiocianato bencílico. La identidad de estos compuestos, sin embargo, no estuvo disponible en la literatura científica general hasta su «redescubrimiento», 15 años después, por parte de Kjaer y colaboradores (1979). Posteriormente, se llevaron a cabo estudios fundamentales sobre la actividad antibiótica del 4-(α-L-ramnopiranosiloxi) bencil glucosinolato (fig. 2F) y su isotiocianato correspondiente (fig. 2B). Dichas pruebas se destacan por haber demostrado la actividad de esta sustancia contra una gama muy amplia de bacterias y hasta de hongos.

Trabajos recientes de miembros del equipo de los autores se han enfocado en determinar la actividad del 4-(-L-ramnopiranosiloxi) bencil isotiocianato, el bencil isotiocianato y otros isotiocianatos contra la bacteria *Helicobacter pylori*. A pesar de que esta bacteria se descubrió tan solo en la década de los ochenta es un patógeno humano omnipresente en zonas pobres del mundo y otras áreas con asistencia médica insuficiente. Es una de las causas principales de la gastritis y de úlceras gástricas y duodenales y además representa un factor de riesgo muy fuerte en el cáncer de estómago, y ha sido clasificada como un factor cancerígeno por parte de la Organización Mundial de la Salud desde 1993. En cuanto a la eficacia de la moringa, cultivos en el laboratorio de *H. pylori* resultaron ser extraordinariamente susceptibles al 4-(-L-ramnopiranosiloxi) bencil isotiocianato y a una variedad de otros isiotiocianatos (Fahey *et al.*, 2002; Haristoy *et al.*, 2005). Estos compuestos presentaron actividad contra *H. pylori* en concentraciones hasta mil veces más bajas que aquellas que se emplearon en estudios previos. La actividad de la moringa en contra de la *H. pylori* se está estudiando actualmente en pruebas clínicas y el isotiocianato está mostrando actividad apreciable en estudios piloto (Galan et al., 2004; Yanaka *et al.*, 2005).

Prevención del cáncer. Existe la práctica en la medicina tradicional de emplear la moringa para tratar tumores (Hartwell, 1967-1971), por lo que miembros del equipo que llevó a cabo este estudio investigaron la actividad del 4-(4'-O-acetil-α-L-ramnopiranosiloxi) bencil isotiocianato y 4-(-L-ramnopiranosiloxi) bencil isotiocianato contra el cáncer. En una investigación de células cultivadas en el laboratorio, se demostró que el 4-(4'-O-acetil-α-L-ramnopiranosiloxi) bencil isotiocianato y el compuesto relacionado niacimicina inhiben fuertemente la inducción de los antígenos que se asocian con ciertos tipos de cáncer (ver también Guevara *et al.*, 1999; Murakami *et al.*, 1998).

Asimismo, la niacimicina también inhibió la producción de tumores en ratones que recibieron dosis de sustancias cancerígenas, mientras que el grupo de control fue afectado por numerosos tumores (Murakami *et al.*, 1998).

En otro estudio en ratones, Bharali y colaboradores (2003) examinaron la prevención de tumores de la piel tras el consumo de extracto de los frutos de la moringa. Este estudio incluyó controles tanto negativos como positivos y mostró una reducción drástica en papilomas de la piel en el grupo que consumió la moringa.

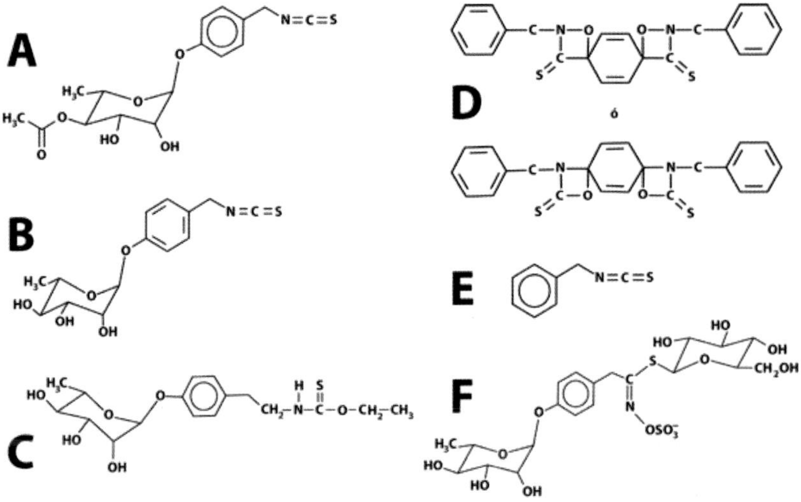

FIGURA 2. ESTRUCTURAS FITOQUÍMICAS IMPORTANTES EN LAS ESPECIES DE MORINGA. A: 4-(4'-O-acetil-α-L-ramnopiranosiloxi) bencil isotiocianato. B: 4-(-L-ramnopiranosiloxi) bencil isotiocianato. C: niacimicina. D: pterigospermina; la identidad de la pterigospermina se ha puesto en duda en estudios que sugieren que podría representar un componente del proceso de aislamiento o bien un error de la determinación estructural. E: bencil isotiocianato. F: 4-(α-L-ramnopiranosiloxi) bencil glucosinolato.

Las prácticas médicas tradicionales han ofrecido indicios desde hace mucho tiempo de que plantas como la moringa podrían desempeñar un papel clave tanto en la prevención del cáncer como en terapias para su tratamiento. A su vez, investigaciones recientes han aislado compuestos bioactivos de extracto de moringa. Desafortunadamente, hasta la fecha, las pruebas que exige la medicina moderna no se han realizado. Esto se debe en gran medida a que no se ha demostrado el efecto preventivo contra el cáncer ni la presencia de biomarcadores indicadores de un estado protegido en el ser humano. ¿Significa esto que la moringa no es un quimioprotector? No. Es perfectamente posible que sí lo sea, pero se requieren estudios más rigurosos para lograr la plena aceptación de la moringa como una herramienta para la prevención del cáncer.

Colesterol y glucosa

Algunos usos tradicionales sugieren que la moringa podría ser útil tanto para bajar los niveles de colesterol como los de glucosa. Estudios recientes en animales parecen sustentar estos usos populares. Por ejemplo, Mehta y colaboradores (2003) alimentaron conejos durante cuatro meses con una dieta alta en colesterol, provocando altos niveles en la sangre de los animales. Al cabo de esos cuatro meses, incluyeron una dosis de 200 miligramos de frutos inmaduros de moringa (cocidos, secados y molidos) por kilo de peso de cada conejo. Este tratamiento resultó en una reducción del colesterol sanguíneo en comparación con los animales que no recibieron los frutos, así como una reducción en lípidos totales y triglicéridos. Al mismo tiempo, en los conejos con altos niveles de colesterol total se redujeron sus lipoproteínas de baja densidad («colesterol malo») y se incrementaron las lipoproteínas de alta densidad («colesterol bueno»). La regulación de los niveles de glucosa (Kar *et al.*, 2003) en México, como en otras partes del mundo, es de gran interés por la incidencia alta de diabetes. Por ejemplo, Ndong y colaboradores (2007) llevaron a cabo un estudio que incluyó tanto ratones normales como ratones Goto-Kakizaki, que sufren diabetes tipo II sin presentar obesidad. Les administraron a los ratones glucosa, con y sin harina de hoja de moringa, y descubrieron que los niveles de glucosa en los que habían comido moringa no fueron tan altos como los de aquellos que no la comieron. Los autores sugirieron que la actividad regulatoria de glucosa de la moringa podría darse como resultado de su alto contenido en sustancias polifenólicas como la quercetina y el kempferolo. Existe evidencia, entonces, que respalda a la moringa como una alternativa de bajo coste para la regulación de los niveles de glucosa en la sangre.

Antioxidantes en alimentos

El proceso de la oxidación no solo causa la corrosión del hierro sino que procesos parecidos también afectan a los alimentos. Los agentes de conservación se agregan a estos precisamente para que las grasas poliinsaturadas, como son los aceites vegetales, se oxiden (arrancien) más lentamente. Estudios recientes han explorado el extracto de moringa como una alternativa natural a los conservadores artificiales. Anwar y colaboradores (2007) prepararon varios extractos de las hojas de moringa, los agregaron a aceite de girasol y lo almacenaron durante dos meses. Pasado este tiempo, compararon los niveles de peróxidos, dienos y trienos conjugados y los valores de p-anisidina, todos cambios moleculares producidos al arranciarse los aceites. Increíblemente, en los aceites sin el extracto de moringa estos indicadores estaban presentes al doble en comparación con los aceites con moringa. De la misma forma,

Reddy y colaboradores (2003) observaron que una cantidad pequeña de hoja molida de moringa retrasó significativamente el proceso de arranciamiento en galletas.

Otros estudios comprobaron el efecto antioxidante de las hojas deshidratadas no molidas (Siddhuraju y Becker, 2003) y que el poder antioxidante de las hojas es mayor que el de los frutos verdes o las semillas (Singh *et al.*, 2009).

A partir de estudios como estos, queda claro que M. oleifera ofrece antioxidantes eficaces que podrían brindar agentes conservadores naturales alternativos a los conservantes tradicionales como el BHA y BHT. Sin embargo, es posible que no todos los individuos de moringa tengan la misma eficacia. Por ejemplo, Siddhuraju y Becker (2003) mostraron que la actividad antioxidante de distintas cepas de M. oleifera cultivadas en la India, Níger y Nicaragua difirió en las cantidades relativas de las diferentes sustancias antioxidantes y en su actividad antioxidante en general (ver también Doerr *et al.*, 2009). Por lo tanto, queda claro que es necesario contar con la mayor cantidad

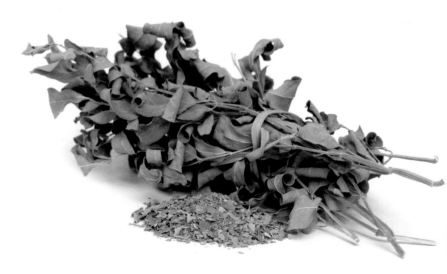

posible de cepas de M. oleifera y con un mayor conocimiento de la variación en los parámetros de interés entre ellas.

¿Tiene efectos colaterales la moringa?
Sustancias antinutricionales

Muchas personas preguntan cuáles podrían ser los peligros asociados al consumo de la moringa, por lo que en esta sección se abordan algunas cualidades «antinutritivas».

Muchas plantas contienen una buena cantidad de proteína o vitaminas, pero las sustancias antinutritivas que también pueden llegar a tener convierten su consumo en desagradable o hasta peligroso.

Por ejemplo, el mesquite contiene cantidades importantes de ciertas proteínas, pero también inhibidores de tripsina (Ortega-Nieblas *et al.*, 1996). La tripsina es un tipo de proteasa, es decir, una enzima que digiere proteínas. Los inhibidores de las proteasas interfieren con la digestión y su presencia en las plantas podría servir para ahuyentar a los herbívoros en su ambiente natural. Otras sustancias antinutritivas incluyen los taninos, las sustancias amargas que tiñen la corteza de los árboles de color café. Los taninos son compuestos que se unen fuertemente a las proteínas, convirtiéndolas en no digeribles. Por su parte, las saponinas, sustancias de comportamiento «jabonoso» que también son amargas y a veces tóxicas, son glucósidos que disminuyen la tensión superficial en soluciones acuosas, produciendo una espuma estable, y también son capaces de hemólisis (desintegración de los glóbulos rojos). Finalmente, las lectinas son glicoproteínas que se unen a los mucopolisacaridos de la pared intestinal y se pueden considerar como auténticas enterotoxinas.

La moringa se destaca porque, a pesar de su alto contenido en proteínas y vitaminas, contiene muy bajos niveles de sustancias antinutritivas. Makkar y Becker (1996) mostraron que las hojas de moringa contenían cantidades insignificantes de taninos; asimismo, sus análisis no arrojaron indicios ni de lectinas ni de inhibidores de tripsinas. Encontraron saponinas, pero en cantidades bajas, más o menos equivalentes a los niveles registrados en la soja, es decir, en niveles inocuos, y no hallaron actividad hemolítica (ver también Makkar y Becker, 1997; Gidamis *et al.*, 2003).

En el contexto de los factores antinutritivos, cabe regresar al tema del oxalato de calcio. El consumo de espinacas, acelgas, remolacha y otras verduras con un contenido elevado en oxalatos podría, sobre todo en combinación con otros factores, como un bajo consumo de agua y la ingesta de grandes cantidades de carne, contribuir a la formación de cálculos renales (Finkelstein y Goldfarb, 2006). Por lo tanto, es esencial contar con detalles sobre los niveles de oxalatos en la moringa, sobre todo de los solubles, que son los que pueden contribuir a la formación de cálculos. Aunque los oxalatos pueden encontrarse en cantidades abundantes en todos los tejidos de la moringa (Olson, 2001a; Olson y Carlquist, 2001), Radek y Savage (2008) mostraron que las hojas de la planta contienen únicamente oxalatos no solubles. Estos oxalatos no solubles se excretan en las heces, por lo que la moringa no parece contribuir a la formación de cálculos renales, aun si se consume en altas cantidades. En resumen, además de contar con altos niveles de aminoácidos esenciales, vitaminas y antioxidantes, los estudios indican que la moringa no presenta riesgo, pues contiene niveles bajísimos de factores antinutritivos.

Es necesario mencionar que algunos glucosinolatos pueden ser bociógenos al interferir en la función de la tiroides. En la moringa los glucosinolatos parecen ser elementos clave en la prevención del cáncer, por lo que resulta esencial saber si la planta contiene glucosinolatos bociógenos. Es ampliamente conocido que las plantas de la familia Brassicaceae, parientes no tan lejanas de la Moringaceae, contienen el glucosinolato progoitrina, que, al hidrolizarse, libera la sustancia bociógena oxazolidonetiona. Además, muchos de los glucosinolatos formados alrededor de la molécula indola presentan actividad bociógena.

Sin embargo, en todos los estudios del contenido fitoquímico de la moringa, se ha encontrado que no contiene progoitrina y que los niveles de glucosinolatos indola son bajísimos (fig. 2; Faizi *et al.*, 1994; Guevara *et al.*, 1999). Por lo tanto, no existe actualmente información que apunte a un riesgo bociógeno de la moringa. A pesar de ello, existe la posibilidad de que algunos de los tiocianatos que contiene pudiesen presentar actividad bociógena en cantidades muy altas y mucho más allá de lo que se encontraría en una dieta normal, otra área potencial de investigación.

Agradecimientos

Agradecemos a Armando Páez, Julieta Rosell, Leonardo Alvarado, Vanessa Rojas, Gabriela Montes, Laura Trejo, Isaura Fernández y Alfredo Saynes por sus valiosos comentarios sobre versiones anteriores y a Magda Carvajal por su ayuda con la traducción de los nombres de las sustancias químicas. JWF agradece el apoyo del Instituto Nacional de la Salud: R01 CA93780 y la Lewis B. y Dorothy Cullman.

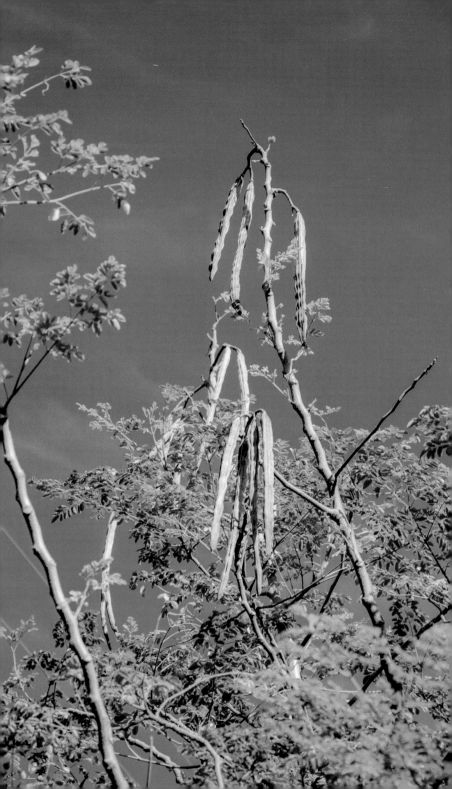

Literatura citada

Allwood, M. C. y J. H. Plane. 1984. «The degradation of vitamin A exposed to ultraviolet radiation». *International Journal of Pharmaceutics* 19: 207-213.

Amaglo, N. K., R. N. Bennett, R. B. Lo Curto, E. A. S. Rosa, V. Lo Turco, A. Giuffrida, A. Lo Curto, F. Crea y G. M. Timpo. 2010. «Profiling selected phytochemicals and nutrients in different tissues of the multipurpose tree *Moringa oleifera* L. [sic], grown in Ghana». *Food Chemistry* 122: 1047-1054.

Anderson, D. M. W., P. C. Bella, M. C. L. Gill, F. J. McDougall y C. G. A. McNab. 1986. «The gum exudates from Chloroxylon swietenia, Sclerocarya caffra, Azadirachta indica and Moringa oleifera». *Phytochemistry* 25: 247-249.

Anwar, F., A. Siddiq, S. Iqbal y M. Rafique. 2007. «Stabilization of sunflower oil with Moringa oleifera leaves under ambient storage». *Journal of Food Lipids* 14: 35-49.

APG (Angiosperm Phylogeny Group). 2009. «An update of the Angiosperm Phylogeny Group classification for the orders and families of flowering plants: APG III». *Botanical Journal of the Linnean Society* 161: 105-121.

Barrera, E. de la. 2008. «Recent invasion of buffel grass (*Cenchrus ciliaris*) of a natural protected area from the southern Sonoran Desert». *Revista Mexicana de Biodiversidad* 79: 385-392.

Bennett, R. N., F. A. Mellon, N. Foidl, J. H. Pratt, M. S. DuPont, L. Perkins y P. A. Kroon. 2003. «Profiling glucosinolates and phenolics in vegetative and reproductive tissues of the multi-purpose trees Moringa oleifera L. (Horseradish tree) and Moringa stenopetala L.». *Journal of Agricultural and Food Chemistry* 51: 3546-3553.

Bharali, R., J. Tabassum y M. R. H. Azad. 2003. «Chemomodulatory effect of Moringa oleifera, Lam, on hepatic carcinogen metabolizing enzymes, antioxidant parameters and skin papillomagenesis in mice». *Asian Pacific Journal of Cancer Prevention* 4: 131-139.

Campbell, C. J. 2005. «Oil crisis». *Multi-Science*, Essex.

Das, B. R., P. A. Kurup y P. L. Narasimha-Rao. 1954. «Antibiotic principle from Moringa pterygosperma». *Naturwissenschaften* 41: 66.

Das, B. R., P. A. Kurup y P. L. Narasimha-Rao. 1957a. «Antibiotic principle from Moringa pterygosperma. Part VII. Antibacterial activity and chemical structure of compounds related to pterigospermin». *Indian Journal of Medical Research* 45: 191-196.

Das, B. R, P. A. Kurup, P. L. Narasimha-Rao y A. S. Ramaswamy. 1957b. «Antibiotic principle from Moringa pterygosperma. Part VIII. Some pharmacological properties and in vivo action of pterigospermin and related compounds». *Indian Journal of Medical Research* 45: 197-206.

Doerr, B., K. L. Wade, K. K. Stephenson, S. B. Reed y J. W. Fahey. 2009. «Cultivar effect on Moringa oleifera glucosinolate content and taste: a pilot study». *Ecology of Food and Nutrition* 48: 199-211.

Eilert, U., B. Wolters y A. Nahrstedt. 1981. «The antibiotic principle of seeds of Moringa oleifera and Moringa stenopetala». *Planta Médica* 42: 55-61.

Fahey, J. W. 2005. «Moringa oleifera: a review of the medical evidence for its nutritional, therapeutic, and prophylactic properties. Part 1». *Trees for Life Journal* 1:5.

Fahey, J. W., X. Haristoy, P. M. Dolan, T. W. Kensler, I. Scholtus, K. K. Stephenson, P. Talalay y A. Lozniewski. 2002. «Sulforaphane inhibits extracellular, intracellular, and antibiotic-resistant strains of Helicobacter pylori and prevents benzo[a]pyrene-induced stomach tumors». *Proceedings of the National Academy of Sciences* USA 99:7610-7615.

Fahey, J. W. y T. W. Kensler. 2007. «Role of dietary supplements/nutraceuticals in chemoprevention through induction of cytoprotective enzymes». *Chemical Research in Toxicology* 20: 527-576.

Fahey, J. W., A. T. Dinkova-Kostova y P. Talalay. 2004. *The "Prochaska" microtiter plate bioassay for inducers of NQO1. In Methods in enzymology*, vol. 382, Parte B, H. Sies y L. Packer (eds.). Elsevier Science, San Diego, California. p. 243-258.

Fahey, J. W., A. T. Zalcmann y P. Talalay. 2001. «The chemical diversity and distribution of glucosinolates and isothiocyanates among plants». *Phytochemistry* 56: 5-51. [corrigendum: Phytochemistry 59:237].

Faizi, S., B. S. Siddiqui, R. Saleem, S. Siddiqui, K. Aftab y A. H. Gilani. 1994. «Isolation and structure elucidation of new nitrile and mustard oil glycosides from Moringa oleifera and their effect on blood pressure». *Journal of Natural Products* 57: 1256-1261.

Fernández, I. V. 2010. «Moringa oleifera y su impacto en el estado nutricional de vitamina A, hierro y zinc en preescolares: estudio piloto», tesis doctoral, Centro de Investigación en Alimentación y Desarrollo, Hermosillo, Sonora.

Ferreira, P. M. P., D. F. Farias, J. T de A. Oliveira y A. de F. U. Carvalho. 2008. «Moringa oleifera: bioactive compounds and nutritional potential». *Revista de Nutrição Campinas* 21: 431-437.

Finkelstein, V. A. y D. S. Goldfarb. 2006. «Strategies for preventing calcium oxalate stones». *Canadian Medical Association Journal* 174: 1407-1409.

Freiberger, C. E., D. J. Vanderjagt, A. Pastuszyn, R. S. Glew, G. Mounkaila, M. Millson y R. H. Glew. 1998. «Nutrient content of the edible leaves of seven wild plants from Niger». *Plant Foods for Human Nutrition* 53: 57-69.

Fuglie, L. J. (ed.) 2001. «The miracle tree: The multiple attributes of moringa». *Technical Centre for Agricultural and Rural Cooperation*, Wageningen/Church World Service, Nueva York.

Galan, M. V., A. A. Kishan y A. L. Silverman. 2004. «Oral broccoli sprouts for the treatment of Helicobacter pylori infection: a preliminary report». *Digestive Disease Science* 49: 1088-1090.

Gidamis, A. B., J. T. Panga, S. V. Sarwatt, B. E. Chove y N. B. Shayo. 2003. «Nutrient and antinutrient contents in raw and cooked young leaves and immature pods of Moringa oleifera, Lam». *Ecology of Food and Nutrition* 42: 399-411.

Guevara, A. P., C. Vargas, H. Sakurai, Y. Fujiwara, K. Hashimoto, T. Maoka, M. Kozuka, Y. Ito, H. Tokuda y H. Nishino. 1999. «An antitumor promoter from Moringa oleifera Lam». *Mutation Research* 440: 181-188.

Haines, H. H. 1922. *Botany of Bihar and Orissa. Part III. Calyciflorae*. Adlard & Son & West Newman, Londres.

Haristoy, X., J. W. Fahey, I. Scholtus y A. Lozniewski. 2005. «Evaluation of antimicrobial effect of several isothiocyanates on *Helicobacter pylori*». *Planta Médica* 71: 326-330.

Hartwell, J. L. 1967-1971. «Plants used against cancer: a survey». *Lloydia* 30-34.

Janzen, D. 1988. «Tropical dry forests. The most endangered major tropical ecosystem». *Biodiversity*, en E.O. Wilson (ed.). National Academy of Sciences/Smithsonian Institution, Washington D. C.

Jepson, E. 2004. «The adoption of sustainable development policies and techniques in U.S. cities: how wide, how deep, and what role for planners?». *Journal of Planning Education and Research* 23: 229-241.

Kar, A., B. K. Choudhary y N. G. Bandyopahyay. 2003. «Comparative evaluation of hypoglycaemic activity of some Indian medicinal plants in alloxan diabetic rats». *Journal of Ethnopharmacology* 84: 105-108.

Keraudren, M. y J. B. Gillett. 1963. «Sur le type du Moringa oleifera Lam., et la valeur de ce binôme». *Bulletin de la Société Botanique de France* 110: 316-318.

Kjaer, A., O. Malver, B. El-Menshawi y J. Reisch. 1979. «Isothiocyanates in myrosinase-treated seed extracts of Moringa peregrina». *Phytochemistry* 18: 1485-1487.

Kumar, N. A. y L. Pari. 2003. «Antioxidant action of Moringa oleifera Lam. (drumstick) against antitubercular drugs induced lipid peroxidation in rats». *Journal of Medicinal Food* 6: 255-259.

Kurup, P. A. y P. L. Narasimha-Rao. 1952. «Antibiotic principle from *Moringa pterygosperma*. Part I». *Journal of the Indian Institute of Science* 34: 219-227.

———. 1954a. «Antibiotic principle from *Moringa pterygosperma*. Part II. Chemical nature of pterigospermin». *Indian Journal of Medical Research* 42: 85-95.

———. 1954b. «Antibiotic principle from *Moringa pterygosperma*. Part IV. The effect of addition of vitamins and amino acids on the anti-bacterial activity of pterigospermin». *Indian Journal of Medical Research* 42: 101-107.

———. 1954c. «Antibiotic principle from *Moringa pterygosperma*. Part V. Effect of pterigospermin on the assimilation of glutamic acid by *Micrococcus pyogenes* var. aureus». *Indian Journal of Medical Research* 42: 109-114.

Luqman, S., S. Kaushik, S. Srivastava, R. Kumar, D. U. Bawankule, A. Pal, M. P. Darokar y S. P. S. Khanuja. 2009. «Protective effect of medicinal plant extracts on biomarkers of oxidative stress in erythrocytes». *Pharmaceutical Biology* 47: 483-490.

Makkar, H. P. S. y K. Becker. 1996. «Nutritional value and antinutritional components of whole and ethanol extracted Moringa oleifera leaves». *Animal Feed Science and Technology* 63: 211-228.

———. 1997. «Nutrients and antiquality factors in different morphological parts of the Moringa oleifera tree». *Journal of Agricultural Science* 128: 311-322.

Martínez, M. 1959. *Plantas útiles de la flora mexicana*. Botas, México, D. F.

Mehta, L. K., R. Balaraman, A. H. Amin, P. A. Bafna y O. D. Gulati. 2003. «Effects of fruits of Moringa oleifera on the lipid profile of normal and hypercholesterolaemic rabbits». *Journal of Ethnopharmacology* 86: 191-195.

Miles, L., A. C. Newton, R. S. DeFries, C. Ravilious, I. May, S. Blyth, V. Kapos y J. E. Gordon. 2006. «A global overview of the conservation status of tropical dry forests». *Journal of Biogeography* 33: 491-505.

Morton, J. F. 1991. «The horseradish tree, *Moringa pterygosperma* (Moringaceae) A boon to arid lands?». *Economic Botany* 45: 318-333.

Murakami, A., Y. Kitazono, S. Jiwajinda, K. Koshimizu y H. Ohigashi. 1998. «Niaziminin, a thiocarbamate from the leaves of Moringa oleifera, holds a strict structural requirement for inhibition of tumor-promoter-induced Epstein-Barr virus activation». *Planta Médica* 64: 319-323.

Nambiar, V. S. y S. Seshadri. 2001. «Bioavailability trials of b-carotene from fresh and dehydrated drumstick leaves (Moringa oleifera) in a rat model». *Plant Foods for Human Nutrition* 56: 83-95.

Ndong, M., M. Uehara, S. Katsumata y K. Suzuki. 2007. «Effects of oral administration of Moringa oleifera Lam on glucose tolerance in Goto-Kakizaki and Wistar rats». *Journal of Clinical Biochemistry and Nutrition* 40: 229-233.

Odum, H. T. y E. C. Odum. 2006. «The prosperous way down». *Energy* 31:21-32.

Olson, M. E. 2001a. «Stem and root anatomy of Moringa (Moringaceae)». *Haseltonia* 8: 56-96.

———. 2001b. «Introduction to the Moringa Family», en *The miracle tree: The multiple attributes of Moringa*. Fuglie (ed.). Technical Centre for Agricultural and Rural Cooperation, Wageningen/ Church World Service, Nueva York.

Olson, M. E. 2002a. «Combining data from DNA sequences and morphology for a phylogeny of Moringaceae». *Systematic Botany* 27: 55-73.

———. 2002b. «Intergeneric relationships within the Caricaceae-Moringacecae clade (Brassicales), and potential morphological synapomorphies of the clade and its families». *International Journal of Plant Sciences* 163: 51-65.

———. 2003. «Ontogenetic origins of floral bilateral symmetry in Moringaceae». *American Journal of Botany* 90: 49-71.

———. 2010. «Moringaceae», en *Flora of North America North of Mexico*, vol. 7, en *Flora of North America* Editorial Committee (eds.). Flora of North America Association, Nueva York y Oxford.

Olson, M. E. y S. Carlquist. 2001. «Stem and root anatomical correlations with life form diversity, ecology, and systematics in Moringa (Moringaceae)». *Botanical Journal of the Linnean Society* 135: 315-348.

Olson, M. E. y S. G. Razafimandimbison. 2000. «Moringa hildebrandtii: A tree extinct in the wild but preserved by indigenous horticultural practices in Madagascar». *Adansonia sér.* 3 22: 217-221.

Ortega-Nieblas, M., L. Vázquez-Moreno y M. R. Robles-Burgueño. 1996. «Protein quality and antinutritional factors of wild legume seeds from the Sonoran Desert». *Journal of Agricultural and Food Chemistry* 44: 3130-3132.

Páez, A. 2010. «Energy-urban transition: the Mexican case». *Energy Policy* 38: 7226-7234.

Palada, M. C. 1996. «Moringa (Moringa oleifera Lam.): A versatile tree crop with horticultural potential in the subtropical United States». *HortScience* 31: 794-797.

Piperno, D. R., A. J. Ranere, I. Holst, J. Iriarte y R. Dickau. 2009. «Starch grain and phytolith evidence for early ninth millennium. B. P. maize from the Central Balsas River Valley, Mexico». *Proceedings of the National Academy of Sciences of the USA* 106: 5019-5024.

Radek, M. y G. P. Savage. 2008. «Oxalates in some Indian Green leafy vegetables». *International Journal of Food Sciences and Nutrition* 59: 246-260.

Rao, K. N. V., V. Gopalakrishnan, V. Loganathan y S. Shanmuganathan. 1999. «Antiinflammatory activity of Moringa oleifera Lam». *Ancient Science of Life* 18: 195-198.

Reddy, V., A. Urooj y A. Kumar. 2003. «Evaluation of antioxidant activity of some plant extracts and their application in biscuits». *Food Chemistry* 90: 317-321.

Reyes, N., E. Spörndly e I. Ledin. 2006. «Effect of feeding different levels of foliage of Moringa oleifera to creole dairy cows on intake, digestibility, milk production and composition». *Livestock Science* 101: 24-31.

Richter, N., P. Siddhuraju y K. Becker. 2003. «Evaluation of nutritional quality of moringa (Moringa oleifera Lam.) leaves as an alternative protein source for Nile tilapia (*Oreochromis niloticus L.*)». *Aquaculture* 217: 599-611.

Sampson, W. 2005. «Studying herbal remedies». *New England Journal of Medicine* 353: 337-339.

Seshadri, S., M. Jain y D. Dhabhai. 1997. «Retention and storage estability of beta-carotene in dehydrated drumstick leaves (Moringa oleifera)». *International Journal of Food Sciences and Nutrition*. 48: 373-379.

Shaw, B. P. y P. Jana. 1982. «Clinical assessment of Sigru (Moringa oleifera Lam) on Mutrakrichra (lower urinary tract infection)». *Nagarjun* 25: 231-235.

Siddhuraju, P. y K. Becker. 2003. «Antioxidant properties of various solvent extracts of total phenolic constituents from three different agroclimatic origins of Drumstick Tree (Moringa oleifera Lam.) leaves». *Journal of Agricultural and Food Chemistry* 51: 2144-2155.

Singh, B. N., B. R. Singh, R. L. Singh, D. Prakash, R. Dhakarey, G. Upadhyay y H. B. Singh. 2009. «Oxidative DNA damage protective activity, antioxidant and anti-quorum sensing potentials of Moringa oleifera». *Food and Chemical Toxicology* 47: 1109-1116.

Stephenson, K. K. y J. W. Fahey. 2004. «Development of tissue cultu-re methods for the rescue and propagation of endangered Mo-ringa spp. germplasm». *Economic Botany* 58: s116-s124.

Talalay, P. y P. Talalay. 2001. «The importance of using scientific prin-ciples in the development of medicinal agents from plants». *Academic Medicine* 76: 238-247.

Thurber, M. y J. W. Fahey. 2009. «Adoption of Moringa oleifera to combat under-nutrition viewed through the lens of the "Diffu-sion of Innovations" theory». *Ecology of Food and Nutrition* 48: 212-225.

USAID (U. S. Agency for International Development). 2006. «Fact sheet: nonfat dry milk». Disponible en www.usaid. gov/our_work/humanitarian_assistance/ffp/crg/downloads/fsnfdrymilk. pdf; última consulta: 7 de septiembre de 2010.

Verdcourt, B. 1985. «A synopsis of Moringaceae». *Kew Bulletin* 40: 1-23.

Villaseñor R., J. L. y F. J. Espinosa G. 1998. *Catálogo de malezas de Mé-xico*. Universidad Nacional Autónoma de México, México, D. F.

Yanaka, A., S. Zhang, M. Yamamoto y J. W. Fahey. 2005. «Daily in-take of sulforaphane-rich broccoli sprouts improves gastritis in *H. pylori*-infected human subjects». *Cancer Epidemiology Biomar-kers and Prevention* 14: 2754s.

REFERENCIAS

Barminas, J. T., M. Charles y D Emmanuel, «Mineral composition of nonconventional leafy vegetables». *Plant Foods for Human Nutrition* 53, 1998 pp. 29-36.

Bazeley, B. W. «The Moringa: A Miracle Tree for Developing Countries?». *The Rotarian* (febrero), 1999 pp. 6-7.

Booth, F. E. M.; Wickens y G. E. «Non-Timber Uses of Selected Arid Zone Trees and Shrubs in Africa». *FAO Conservation Guide* (19), FAO. Roma, 1988 pp. 92-102.

Cáceres, A., Cabrera, O. Morales, O. Mollinedo, P.; Mendía, P. «Pharmacological Properties of Moringa Oleifera. 1: Preliminary Screening for Antimicrobial Activity». *Journal of Ethnopharmacology* 33, 1990 pp. 213-216.

Dahot, M. U. y A. R. Memnon. «Nutritive Significance of Oil Extracted from Moringa Oleifera Seeds». *Journal of Pharmacy*, Universidad de Karachi (3-2), 1985 pp. 75-79.

Fahey, Jed W. «Moringa Oleifera: A Review of the Medical Evidence for Its Nutritional, Therapeutic and Prophylactic Properties» (part 1). *Trees for Life Journal: a Forum on Beneficial Trees and Plants.* 2005.

Folkard, G. K., Sutherland, J. P. «Moringa Oleifera: a Tree and a Litany of Potential». *Agroforestry Today* 8-3, 1996 pp. 5-8.

Ghasi, S., Nwobodo, E., Ofili, J. O. «Hypocholesterolemic Effects of Crude Extract of Leaf of Moringa oleifera Lam. in High-Fat Diet Fed Wistar Rats». *Journal of Ethnopharmacology* 69, 2000 pp. 21-25.

Morton, J. F. «The Horseradish Tree, *Moringa pterygosperma* (Moringaceae) – a Boon for Arid Lands». *Economic Botany* 45-3, 1991 pp. 318-333.

Ndabigengesere, A., Narasiah, K. S. «Quality Of Water Treated By Coagulation Using Moringa Oleifera Seeds». *Water Research* 32-3, 1998 pp. 781-791.

Ndong, M.; Uehara, M., Katsumata, S., Suzuki, K. J. «Effects of Oral Administration of Moringa oleifera Lam on Glucose Tolerance in Goto-Kakizaki and Wistar Rats». *Clin. Biochem. Nutr.* 40, 2007 pp. 229-233.

Pal, S. K.; Mukherjee, P. K., Saha, B. P. «Studies on the Antiulcer Activity of Moringa oleifera Leaf Extracto n Gastric Ulcer Models Rats». *Phytoterapy Research* 9, 1995 pp. 463-465.

Reyes-Sánchez, Nadir, Ledin, Stig; Ledin, Inger. «Biomass Production and Chemical Composition of Moringa oleifera Under Different Management Regimes in Nicaragua». *Agroforestry Systems* 66-3, 2006 pp. 231-242.

Sánchez-Machado, D. I., Núñez-Gastelum, J. A.; Reyes-Moreno, C.; Ramírez-Wong, B., López-Cervantes, L. «Nutritional Quality of Edible Parts of Moringa oleifera». *Food Analytical Methods* 3, 2009 pp. 175-180.

Sreelatha, S., Padma, P. R. «Antioxidant Activity and Total Phenolic Content of Moringa oleifera Leaves in Two Stages of Maturity». *Plant Foods Hum Nutr* 64, 2009 pp. 303-311.

BIBLIOGRAFÍA

Ciju, Roby Jose. *Moringa, the Drumstick Tree*, Agrihortico, 2014.

Escott-Stump, S. (ed.) *Nutrition and Diagnosis-Related Care*, 6.ª ed. Lippincott Williams & Wilkins, Filadelfia. 2008.

Fisher, H. W. *Moringa Oleifera: Magic, Myth or Miracle*. Britannia Press. Toronto. 2011.

Fuglie, L. J. *The Miracle Tree: Moringa Oleifera, Natural Nutrition for the Tropics*. Church World Service, Dakar, Senegal, 1999.

Holst, Sandford. *Moringa: Nature's Medicine Cabinet*, Santorini Publishing. Los Ángeles, California, 2011.

Jensen, Bernard. *Foods that Heal*. Avery Publishing Group, Garden City Park, Nueva York, 1988.

———. *Health Magic Through Chlorophyll from Living Plant Life*. Bi-World Publishers, 1977.

Juback, Tim R. *The Moringa Consumer Awareness Guide*, Middleton, DE, 2014.

Kulvinskas, Viktoras. *Survival into th 21st Century: Planetary Healers Manual*. 21st Century Bookstore, 1975.

Marcu, Monica G. *Miracle Tree*. KOS Health Publications, 2005.

Martin, F. W. *CRC Handbook of Tropical Food*. CRC Press. 1984.

McDonald, H. J. y Sapone, F. M. *Nutrition for the Prime of Life: The Adult's Guide to Healthier Living*. Insight Books, Plenem Press, Nueva York, 1993.

Roloff, Andreas; Weisgerber, Horst; Lang, Ulla M.; Stimm, Bernd. *Enzyklopädie der Holzgewächse: Handbuch und Atlas der Dendrologie.* Wiley-VCH Verlag GmbH & Co, Weinheim, 1994.

Von Maydell, H. J. *Trees and Shrubs of the Sahel, Their Characteristics and Uses.* GTZ, Eschborn, 1986.

Wigmore, Ann. *The Hipocrates Diet and Health Program.* Avery Publishing Group, Garden City Park, Nueva York, 1983.

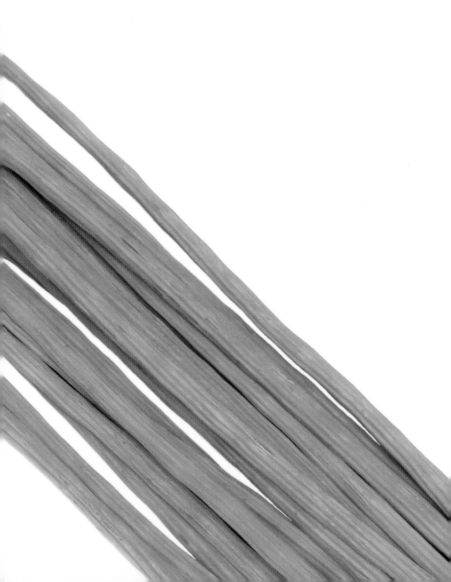

ÍNDICE